Prologue

鐘の音

32日間の水だけ断食

タングルウッドはボストンから車で2時間ほど西に行った、マサチューセッツ州とコネチカット州にまたがる南北158㎞に渡る丘陵地帯だ。毎年夏になるとタングルウッド音楽祭が開かれ、ボストン交響楽団の活動拠点にもなっている音楽の街としても知られる。事件は、この美しい緑に囲まれた土地で起きた。

所長の男性が「断食」による心身の治療を唱えた健康センターを作ったのは2000年代に入ってから。医師に見放された末期の患者から、病気、肥満の改善を強く求める人まで、過去14年間におよそ2000人がこの健康センターに泊まり込みで「水だけ断食」を行った。

「断食すれば治らない病気などありません」

所長はそう言い放つが、この健康センターに医師はひとりもおらず、ここで実践されている数十日に及ぶ断食療法は多くの危険を孕《はら》んでいた。

断食を終えたある男性はやせ細り、体重は40kg台の前半になっていた。もともと病を抱えていたこの男性はすがる思いでセンターに入所し、30日間以上の断食を終えたところだった。

センターで食事を再開した彼は、突然服をすべて脱ぎ捨て外に出ようとしたそうだ。妻によれば「控えめで目立つのが嫌いな彼からすると考えられない行動」だった。

断食の危険さは「食事再開時」にあると言われる。強烈な飢餓状態から急に食事を再開すると、体の電解質レベルに異常が起き、うつや不安障害を引き起こすことがある。最悪の場合は意識を失ったり、心不全を起こしたりして死に至ることもある。本来は、医師の管理のもと細心の注意が払われなければならないプロセスだ。

ところがセンターはそうはしなかった。その夜、センターは彼を近くのホテルにひとりで宿泊させたのだ。翌朝、彼が階段下で倒れているのが発見される。妻が病院に駆けつけたとき、彼は生命維持装置につながれていたそうだ。やせ細り、傷ついた夫の姿を見た彼女はどんな思いだっただろう。それからしばらくして夫は息を引き取った。

責任を追及された所長は、メディアのインタビューに淡々とこう答えている。

「彼の件は、断食や食事再開とは無関係です。死因は頭を打ったこと。誰にでも起きうる事故ですよ」

ジェットコースター・ライフ

私が住むニューヨークでも、断食はとても人気のあるダイエット法だ。16時間断食を時折行う人や、週に1日だけ断食をする経営者などもいる。やせることを目的にしている人もいれば、胃腸への負担を軽くして体調を良くする目的の人もいる。素晴らしい効果を実感している人もいるし、逆に効果が出ないどころかリバウンドで断食前より太る人もいる。

問題は、これらが「衝動的に」行われるケース。

私の知人に、まるでジェットコースターに乗っているように生活リズムを衝動的に作ってしまう女性がいる。彼女は食への執着がとても強く、四六時中「次は何を食べよう⁉」と考えている。一瞬の快感のために過食をし、その直後に罪悪感を覚え、丸一日何も食べずに我慢し、結局また過食に走ってしまう。

彼女は健康法に関心があり、次々と取り入れては、そのたびにリバウンドして「自己嫌悪」に陥る。

こんなアップダウンを繰り返しながら体と心のダメージを積み重ねてしまう。彼女の肌はボロボロだし、体重は年々増えていくし、背中も丸くなってきた。以前より声が小さくなったのは、自信のなさの表れだろう。何より、自分のことを好きじゃなさそうだ。

ある日、彼女がある断食センターに宿泊していると知った。私は断食センターそのものをまったく否定していない。あくまで安全なセンターと危険なセンターがあるという認識だが、彼女のそれまでの衝動的な生活リズムを見てきたため心配になり、「会いに行ってもいい?」とメッセージを送った。

既読になってからちょうど2日が経った頃、彼女から長文の返信があった。そこには、

「TOMOMIが来て私に何を言うつもりかわかっているから来なくていい」

「断食を始めて五感がとぎすまされた。以前はわからなかった花や木や建物の匂いがわかる。これがわからないあなたたちはかわいそうだ」

といった趣旨が書かれていた。「あなたたち」という言葉に、こちら側とあちら側の断絶が感じられ、彼女がつながりをハサミでプツンと切った音がした。

私は「元気そうでよかった」とだけ返した。

なりたくない

減量をした人の95～98％が元の体重に戻る。断食は短期的にはやせることも多いが、長期的にはリスクも抱える。とはいえ、繰り返しになるが断食の良し悪しを問いたいわけではない。世界中の健康法の多くには、つねにリスクとリターンが同居している。問題は、彼女のようにそれらを衝動的に選んでしまうことだ。

食べ物について、運動について、睡眠について、メンタルヘルスについて、あらゆるヘルス産業が画期的な方法を提供している。健康サプリメント、ヘルスフード、ヘルスセンター、ヘルスグッズ、出版、ＳＮＳ、動画ビジネス。

溢れる健康情報の中から、人々は「次はこれ。その次はこれ」と選択して、いや、〝選択させられて〟自らの生活に取り入れていく。

健康法の提供者たちは、じつに巧妙だ。彼らのアプローチはこれに尽きる。

「なりたくない。やりたくない」

これは一体どういうことだろう？

英語で健康を表す「health（ヘルス）」の対義語は「illness（イルネス）」。「病気」という意味だ。

health（健康）↔ illness（病気）

誰しも病気に「なりたくない」。多くの人は健康でいたいというより、病気になりたくないのだ。他にも「なりたくないもの」はたくさんある。

老いたくない。
太りたくない。
シワが増えたくない。
禿げたくない。
ボケたくない。
嫌われたくない。
恥をかきたくない。

ビジネスの世界では「コンプレックスが商売になる」とよく言われる通り、人が「なりたくない」「受け入れたくない」ものをテーマにして、その解決法を提案していく手法がよくとられる。

なかでも「病気になりたくない」は人類最大の願いだ。受け入れたくないもの、つまりウェルカムではない「アンウェルカム」の代表こそがillnessなのだ。

やりたくない

それらアンウェルカムなものを回避するための解決法についても、健康法の提供者たちは巧みに提案してくる。

「健康」とは本来、安定的に、長期的に享受したいものであるはずだが、「健康法」となると人々は途端に別の選択をするようになる。その選択には、主に2種類ある。

ひとつは「刺激的」な選択。人はときとして「水だけの数十日間断食」のような過激な手段を選んでしまうことがある。病気になりたくない、これ以上悪化させたくない、という恐怖感によって、それまで経験したことのない過度な方法論で困難を打開しようとするのだ。

多くの人が挫折する方法だからこそ、自分がそれをやり切れば良い結果が待っているに違いない。本当は「やりたくない」けれど、その困難に打ち勝つことに意味がある。

こう考えて刺激的な方法を選び、短期的な効果を求めていく。

こうなると、周囲の人の声は耳に入らない。どんなに家族が止めようと、我が道を進む。それによって短期的な効果をもたらすケースはあるが、大抵はリバウンドや副作用が起きるし、かえって健康を害するという長期的なリスクを抱えることもある。

じつは、サービスを提供する側はこれらの人間心理を熟知している。目的を達成するまでにあえて高いハードルを設けることで、目的達成に意欲的な一部の人々を作りあげるのだ。心理学で「ロミオとジュリエット効果」などと呼ばれるものだ。

健康法のもうひとつの選択は、「ズボラのままでいい」というもの。あらゆるシーンで見かける「〇〇だけでいいですよ」という誘いだ。人は誰しも病気になりたくない。だからといって、食事法や運動法を継続的に実践したいわけではない。できることなら、最低限のエネルギーでそれを得たい。

そこで、健康法の提供者たちは、あらゆる手段を使って「ズボラ合戦」を行う。

〇〇を食べるだけでいいです。
1日たった1分でいいです。
あなたは変わらなくて構いません。

つまり、「やりたくない」気持ちに寄り添った〝甘い誘惑〟をしてくる。これらは誰に対しても当てはまる内容にもかかわらず、オファーを受けた人はまるで「ズボラな私のためにあるサービスだ」と自分特有のものであるように錯覚する。心理学で「バーナム効果」と言われるものだ。

しかし、みんな心のどこかで本当はわかっているはずなのだ。「そんなうまい話はない」と。

ところが、どうしてもそれらを衝動的に選択してしまう。

アンウェルカム・ループ

「なりたくない」と「やりたくない」。どちらもアンウェルカムなもの。病気になりたくないから、やりたくない健康法を〝しかたなく〟やる。老けたくないから、やりたくない美容法を〝しかたなく〟やる。

とはいえ、やりたくないものが続くはずがない。続かないから、また別のやりたくない方法を選び直す。しかし、それも続かない。その結果、行き着くのは「自己嫌悪」だ。何をしても続かない自分への嫌悪や惨めさが湧き出してくる。これではhealthどころか、illnessになってしまう。

私は、この負のループを「アンウェルカム・ループ」と呼んでいる。

アンウェルカム・ループ

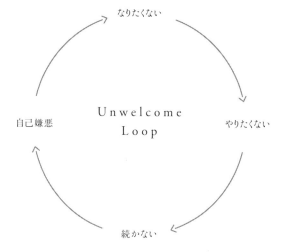

世の中に溢れる疾病産業《しっぺい》（病気に関連する産業）を中心とした「ヘルスケア」の情報やサービスは、意図して行っているわけではないとしても、結果的に、人々をアンウェルカム・ループに誘い込んでしまう。回し車をひたすら走り続けるハムスターと同じで、行き着く先には疲労感と自己嫌悪が待っている。

いつも自分に「足りない」ものを探し、「なりたくない」ものに怯え、「やりたくない」ものを衝動的に選び、「続けられない」ことで自分を責める。このアンウェルカム・ループから抜け出さない限り、幸せで穏やかな日々は訪れない。

母親に否定され続けた人生

ここで穏やかな人生を手に入れた私の友人の話をご紹介しよう。

50代の彼女には、70代の母親がいる。母親は、彼女が小さい頃から自分の思う通りに動かないと癇癪《かんしゃく》を起こすような典型的な「指令型」で、彼女が学校から帰る時刻や寝る時刻、習い事、受験、進路に至るまで、すべてを決めていた。

彼女は成長するにつれてそんな母親に違和感を覚えるようになったが、強い母親に反抗することなどもってのほかで、高校生になっても、大学生になっても従順な娘を演じていた。

初めての反抗は25歳のとき。

「この人と結婚します」と紹介した男性のことを、母親は「あの男はやめなさい」といつもの命令口調で制してきたが、彼女はそれを押し切って結婚した。

ところが、結婚生活は長くは続かなかった。夫から「何かが違う」とだけ言われて離婚を突きつけられる。心に傷を負って母親の住む実家に戻ると「それ見たことか」とナイフのような罵声に追い討ちをかけられ、彼女はさらに深く傷つき、自らの殻に閉じこもるようになる。


私が彼女と出会ったのは、それから20年後のことだ。

出会ったときの彼女は、すでに50歳。太った自分の体に自信がなく、声も小さく、どこか怯えた雰囲気を持ち、職場の人間関係にも苦労していた。若いときに夫から言われた心ない言葉を今も鮮明に覚えていて、それが彼女のトラウマになっているようだった。再婚はせず、母親との同居は続いていた。

彼女の希望は「やせたい」ということだった。私の著作『ゼロトレ』を読んで感銘を受けてくださったようで、「この人なら私の体を変えてくれると思いました」というのが、初対面での彼女のセリフだった。

そこからダイエットの指導をスタートすると、彼女の体はみるみる変化していった。体重も体型も変化し、女性らしさが増していった。ところが——。

彼女の精神状態は不安定のままだった。周囲から「きれいになったね！」と声をかけられても、「どうせ社交辞令に違いない」と意に介さない。つねに自信がなく、気を抜くと姿勢は崩れ、声にハリがなかった。相変わらず自分は惨めなままで、一向にアンウエルカム・ループから抜け出す気配がなかった。

やせてきれいになったのに、どうして？

私も、周囲の人たちもそう感じていた。願いが叶ったはずなのに、なぜ彼女は満たされないのか。美しくなっても、彼女の心の体温が上がることはなかったのだ。

金魚になった彼女

原因は、母親だった。彼女は相変わらず、母親からの命令を受ける日々を送っていた。

「何時に帰ってくるんだ?」

「何のために出かけるんだ?」

「あんたがやせたって意味ないじゃないか」

そんな言葉を浴びせ続けられる彼女に、平穏な時間などなかった。頭の片隅につねに母親の姿がチラつく。何をしても否定される。いつだって自分は母親の所有物だった。

やがてギリギリの精神状態にまで追い込まれた彼女は、私にこう相談してきた。

「家を出たほうがいいでしょうか?」

私は思わず涙が出てしまった。50年——。彼女が自らの意思で「母親から離れる」と決めるまでに50年かかったのだ。どれだけ苦しい人生だったことだろう。

私は「うん、そう思う」とだけ伝えた。

それからしばらくして彼女はひとり暮らしを始める。母親が抵抗したことは容易に想像できたが、それでも彼女は支配からの決別を選んだ。


「金魚鉢の中の金魚になった気分です」


彼女は明るくそう言った。これまで母親から否定され続けた彼女の本当の願いは、「太った体を変えたい」ではなく、「安心したい」ということだったのだ。

どこに出かけようと問い詰められない安心。

せっかくやせても「意味がない」と言われない安心。

何を着ようと「似合わない」と言われない安心。

世界中の誰にも否定されない安心。

ひとりで暮らすことで、そんな安心が手に入った。それを彼女は、「金魚鉢の中で守られているような気分」と表現したのだ。自由は、必ずしも広大な場所にあるとは限らない。金魚鉢のような守られた空間の中にこそ、彼女の自由はあったのだ。

幸せの鐘を鳴らすウェルカム・ループ

なりたくない。やりたくない。そんなアンウェルカム・ループとはまったく異なる幸せのループ、それが「ウェルカム・ループ」だ。キーワードは、

なりたい。やりたい。

子供の頃、「将来なりたいものはなんですか?」と聞かれて胸が高鳴った経験があるだろう。スポーツ選手、アーティスト、モデル、役者、医師など「なりたい職業」を思い描いたはずだ。

大人になると「なりたいもの」は職業から、自分の状態へと変化していく。

幸せになりたい。
お金持ちになりたい。
家族を持ちたい。
いい仕事をしたい。
やりがいを持ちたい。
健康になりたい。

「なりたくない」ものに比べて、これらには希望の光がある。そうなった自分を想像すると心が躍るし、視線も自然と上に向く。

金魚になった彼女の「なりたい」は〝安心したい〟だった。それを実現するための「やりたい」は〝母親から離れてひとりで暮らしたい〟だった。その結果彼女は、自分らしく生きていいのだと、ようやく自分に許可を出すことができた。新しい自分に生まれ変われそうな期待感が高まり、心の中で「幸せの鐘」が初めて鳴ったのだ。これこそが「ウェルカム・ループ」。

このループの行き着く先は「自分を好きでいられる」ことだ。

ウェルカム・ループ

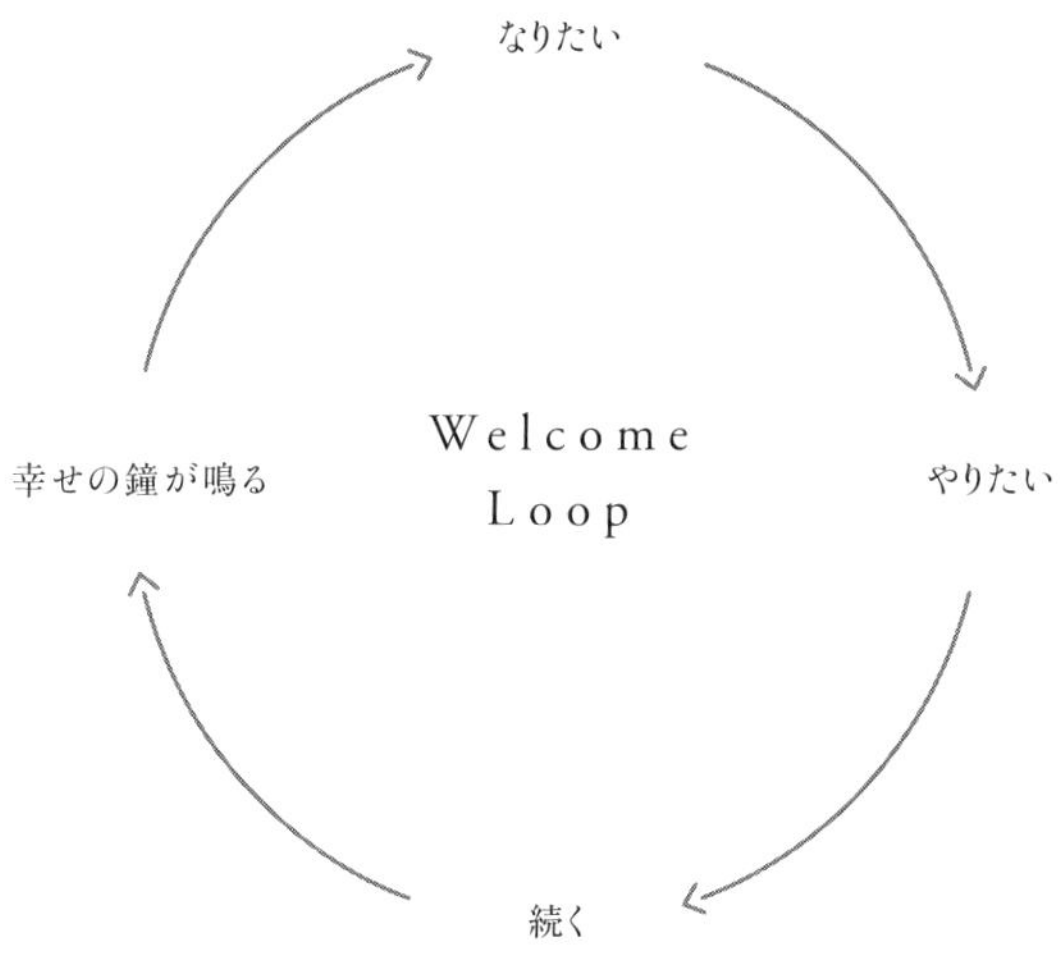

ヘルスからウェルネスにシフト

本書は、人類最大の問いである「どうすれば幸せに生きられるのか」に挑みたい。その答えこそが「wellness（ウェルネス）」だ。

一般的に「ヘルス」という言葉は、病気ではない状態を意味し、それは肉体的な健康を指す。心の健康を表すときにはわざわざメンタルヘルスという言葉を使う。それに対して「ウェルネス」は、体の健康という側面だけではなく、精神的にも前向きな状態であることが含まれる。１９６１年にアメリカのハルバート・ダン医師が、「輝くように生き生きしている状態」と提唱したことがウェルネスの最初の定義で、１９７７年には全米ウェルネス協会が発足し、世界的にこの言葉が普及するきっかけになった。

〝金魚になった彼女〟は、肉体的には健康だった。ダイエットに成功し、美しくなった。それでも彼女は「ウェル」な状態とは言えなかった。何より本人が鬱々としたままだった。しかし、心の安心を得たことで人生がガラリと変わった。

その逆のケースもある。これといってストレスや悩みがなくても、体の状態が思わしくないことで、「輝くように生き生きとしている状態」からはほど遠いことがある。

私たちが幸せを感じるための重要な要素が体と心だ。そして、もうひとつ大切なものがあるのだが、それは次の章で述べることにする。本書は、ヘルスの世界――「なりたくない。やりたくない」から、ウェルネスの世界――「なりたい。やりたい」へと、あなたを誘《いざな》うために書いた。私が考えるウェルネスの定義はシンプルだ。

「ずっと自分を好きでいられること」

コンプレックスに怯えながら生きるのではなく、自分らしくあることに自ら許可を出し、前を向いて生きていく。本書は、第一部「体について」、第二部「心について」の2部構成でウェルネスの旅をしていく。あなたの心の「幸せの鐘」が鳴ることを願って。

2024年夏　ニューヨークにて

contents

Prologue

鐘の音

Part 1 Life is Wellness

About the BODY

第一部　体について

Part 2

食べること　Food

Part 3 動くこと Training

Part 4

眠ること Sleep

About the MIND
第二部　心について

Part 5
私とのつながり Me

Part 6

誰かとのつながり Connection

Part 7 家族とのつながり Family

Part

1

Life is Wellness

「何より大事なのは、人生を楽しむこと。
幸せを感じること。それだけです」

――オードリー・ヘップバーン

ヘルスと何が違うのか

ウェルネスとは、疾病産業を多く含む従来の「ヘルス（健康）」と区別されることを目的として、1961年にアメリカのハルバート・ダン医師が、「輝くように生き生きしている状態」と提唱したことが最初の定義だ。1977年には全米ウェルネス協会が発足し、世界的にこの言葉が普及するきっかけになった。ウェルネスが意味するのは、

「より良く生きようとする生活態度」

単に体の健康を指すのではなく、体も心も元気になって、生き生きとした「自分が望む人生」を歩むことに重きを置く前向きな言葉だ。最初に提唱したハルバート・ダン医師は「本人が病気であるかどうかに注目せず、健康を手段とし、生き生きと輝く人生を

目指す姿勢や志向こそがウェルネス」だとしている。その後、様々な解釈が行われてきたが、「輝く人生を目指す」という方向性に変化はない。

「ヘルス」も「ウェルネス」も日本語に直訳すれば、どちらも「健康」になる。だが、一般的にヘルスが「病気ではない状態（体が健康）」なのに対して、ウェルネスはもっと広範囲――体と心が健康で、人生に「前向き」な状態を意味している。決して、体の健康だけを表すものではないのだ。左の表はヘルスとウェルネスの違いをまとめたものだ。主に、次のような差異がある。

・ヘルスが体を対象にしているのに対し、ウェルネスは心身と人生全般が対象
・ヘルスは病気を避けようとするネガティブな反応で、ウェルネスは人生を積極的に楽しもうとするポジティブな反応
・ヘルスはやりたくないが、ウェルネスはやりたい
・ヘルスは自己抑制を強いられるが、ウェルネスは楽しく、自己受容感が高まる
・ヘルスは実践中の中身にフォーカスし、ウェルネスは実践後の気持ちよさにフォーカスする

この表を見て、あなたはどちらを実践したいと思うだろうか？

ヘルスとウェルネスの違い

	ヘルス Health	ウェルネス Wellness
対象	体	体、心、 暮らしなど全般
反応	ネガティブ	ポジティブ
意欲	やりたくない	やりたい
感情	我慢、 自己抑制	楽しい、 自己受容
実践結果	マイナスを ゼロに	マイナスを プラスに
フォーカス	実践の中身	実践後の気持ち
ノウハウ	我慢の量を 減らす	楽しさの量を 増やす

世界中が注目するウェルネス産業

2022年に刊行された『消費トレンド2040市場予測』（日経BP）では、今後の新成長産業として「ウェルネス市場」が取り上げられた。その本では、ウェルネスについて「病気ではない『ヘルス（健康）』を基盤とし、自分の人生を輝くものにすること。または、そのゴールに向かっている状態」という捉え方をしており、それを実現するための、

・ヘルスケア
・メディカル
・食品
・レストラン

・住宅
・ツーリズム
・フィットネス
・ホテルサービス
・ウェアラブルデバイス
・ペット向けサービス

など、あらゆる分野にウェルネスが浸透していく可能性が高いと書かれている。日本におけるウェルネス市場の規模は、２０３０年に約89・６兆円になると推計されている（日経ＸＴＲＥＮＤ『新たな有望消費市場の１つ、「ウェルネス市場」の２０４０年を見通す』より）。これはじつに、近年の食品業界に匹敵するような市場規模だ。

私の住むニューヨークでは、ウェルネスは人々の生活に欠かせないものになっている。いかに食べるか、運動するか、眠るか、働くか、貯蓄するか、歳をとるかなど「生活のすべて」に関わってくるのがウェルネスだ。

これらを前向きに行っていく文化がニューヨークには染み込んでいて、パーソナルトレーナーをつけたり、毎日サラダボウルを食べたり、自宅でパーティをして仲間と語り合ったり、週末にはハンプトンというリゾート地で過ごしたりして、人生を楽しんでいる。多くの人がウェルネスになるために自分なりの「ライフスタイル」を確立しているのだ。

アメリカを中心とした世界のウェルネス産業は近年大きく伸びている。Global Wellness Institute（ＧＷＩ）が発表した「The Global Wellness Economy: Looking Beyond COVID」のレポートによると、記録的な成長を続けていた世界のウェルネス市場は、コロナの打撃により２０２０年はマイナスに転じたが、その一方で、消費者の意識に感染予防や健康を重視する「価値感のリセット」が起きたことで、２０２１年にはパンデミック前の５兆ドル規模に回復、２０２５年までに７兆ドル規模まで拡大すると予測している。

ＧＷＩはウェルネスを11の領域に分けており、それぞれの２０２２年の市場規模は次の通り。とてつもない売上規模になっている。

ウェルネス産業市場規模

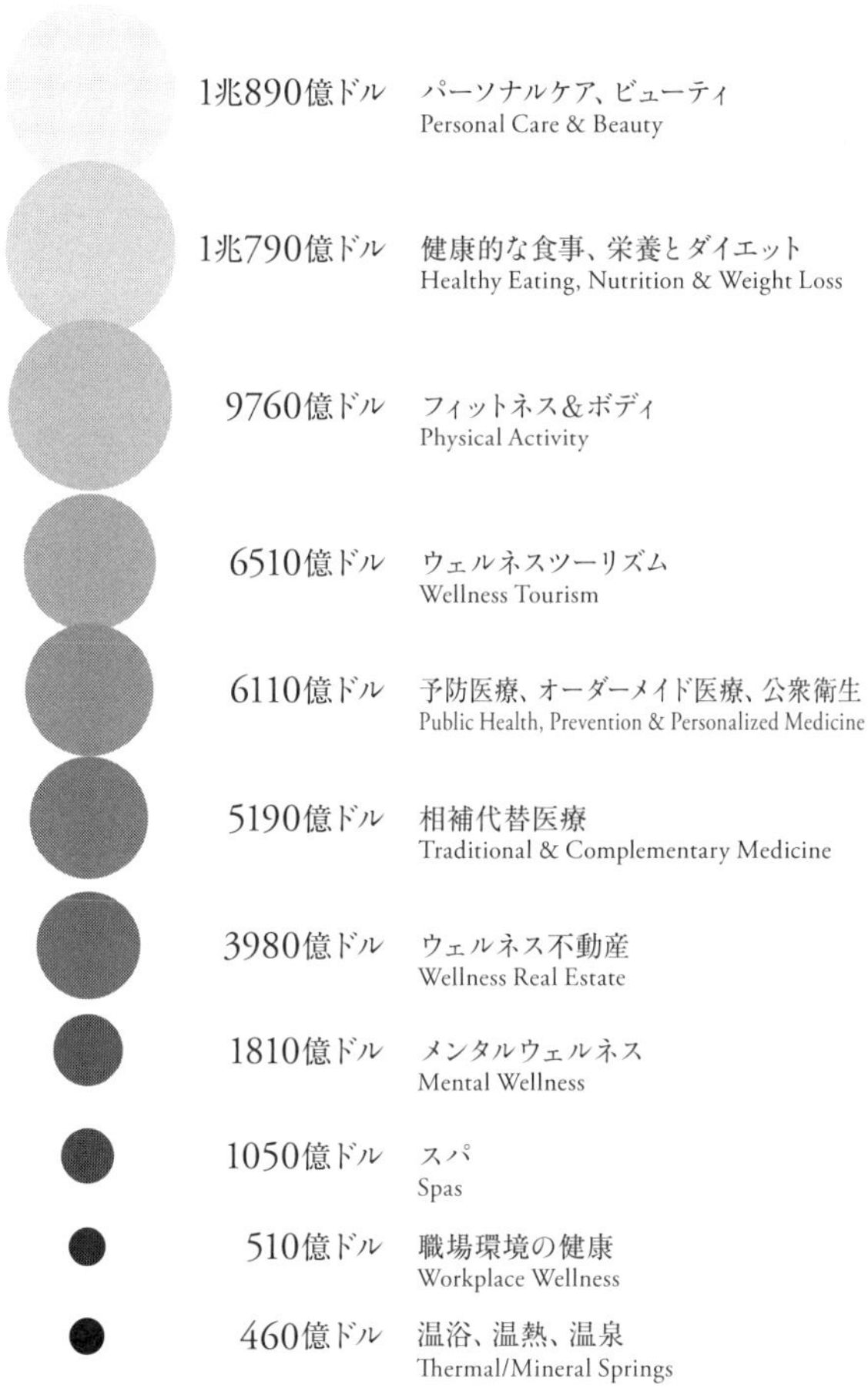

「ウェルネス産業」と「疾病産業」はよく比較される。疾病産業は一般的に、風邪から腫瘍にいたるまで、病気の患者に対して「受身的」に提供される製品やサービスを扱う。顧客は、決して望んでその状態になったわけではないので「アンウェルカム」な状態。人々は顧客になりたいわけではない。

「ヘルスケア産業」と言われるものの多くは、じつは疾病産業だ。疾病は「不健康、病気、不調、虚弱、健全ではない状態」のこと。

それに対し、ウェルネス産業は、病気の治療ではなく、より健康で生きて行こうとしたり、若々しくいようとしたりする「積極的」な希望を叶えようとする製品やサービスを扱う。これは顧客にとって「ウェルカム」な状態。人々は自らすすんで顧客になりたがる。

こう書くと、ウェルネスは健康な人のためのもので、病気になったらその道は断たれるのかと思われるかもしれないが、私はまったくそう考えていない。

ここで、本書を書くきっかけにもなった私の母と父の話をご紹介したい。

母と娘とTOKYO

昨年、母が重度の肝臓病だと診断された。それまで、私がニューヨークから母の住む千葉県に戻るのは年に2、3回だったため、彼女の肌色や体調、歩き方、立ち方などの微妙な変化に気づいてあげられなかったことはとても悔やまれる。

母は体調が悪化してから地元の病院に通っていたが、医師とのやりとりや診断について聞いた私は疑問を持ち、東京の駒込にある病院に彼女を連れて行くことにした。そこで出会ったベテランの医師たちは素晴らしい人ばかりで、母にも、父にも、私にも、病状について丁寧に教えてくれて、適切な治療を施してくれた。看護師たちもやさしい人ばかりだった。

千葉の実家から東京に通院すると往復4時間近くかかる。まして、母は少し歩くと呼吸が苦しくなる状態だったため、私は自分のオフィスがある東京のマンションの近くに引っ越してはどうかと提案した。

父は50年住み慣れた千葉の実家から移り住むことに難色を示していたが、母は大乗り気だった。

「ずっと東京に住みたかったの」

そう言って生き生きとし始め、東京での自分の新生活に想いを馳《は》せるようになった。その様子を見た父もようやく観念し、千葉の実家を残したまま、東京に引っ越して来ることになった。

母の肝臓病は相変わらず重度のままで、酸素飽和度を平均値に保つため、室内には大きな酸素ボンベを置いていた。外出するときはいつも車椅子で、30分ほど外にいるとすぐに疲弊してしまう。

ところが、彼女はなんだかとても楽しそうにしている。部屋から見える景色、夜でも聴こえてくる東京ならではの喧騒（千葉の実家は驚くほど静かだから）、鮮やかな野菜や果物が置かれた近所のスーパー、街から漂ってくるコーヒーの香り。母にはその一つひとつが新鮮で、カラフルに見えていた。この場所で一年一年歳を重ねていく未来に希望を見出していた。

一方、父は落ち着かない毎日を過ごしていた。母の病状の心配、不慣れな東京暮らし、金銭面の不安。「東京に住みたい」という母の願いを叶え、彼女に生き生きとした人生をギフトした喜びより、その後の不安のほうが大きいように見える。父は悩み、黙り込むことが多くなった。様々な変化が一気に起きたのだから、無理もない。

重度の肝臓病を患っている母。
大きな病気を一度もしたことのない健康な父。
でも、2人の心は正反対だった。
生き生きと暮らす母。
不安に包まれる父。

体と心はつながっている。体の状態が良くないと心が沈むし、心に元気がないと体の具合が悪くなることもある。でも、この2つはイコールとは限らないことを、母と父を見ていて痛感した。

病気でも心が元気な人はいる。

健康でも不安な人はいる。

これが、私が本書を書こうと思ったきっかけになっている。じゃあ「幸せ」ってなんだろう？　と。

母が生き生きとした原因は、東京に住んだことだけではない。娘である私との「つながり」が深くなったことが、彼女にとってはとても大きかっただろう。

それまで年に数回しか会えなかった娘。母の病気のことを知ってから私は、それまでの分を取り返すように東京で過ごす機会を増やし、彼女といる時間を密にした。母は私に何度も何度も「ありがとう」と言って泣いた。それを見て私も泣いた。

母は憧れだった「東京」とつながり、年に数回しか会わなかった「娘」とつながったことで、病気を患いながらも生き生きとしたウェルネスになったのだ。

ウェルネス・トライアングル

食事、運動、睡眠、美容、仕事、お金、人間関係、趣味、住まい、家族、習慣——。

人がウェルネスになって幸福感に満たされるためには、様々な要素が密接につながっている。あれもこれも整えるなどということは、人間にはできない。

一方で、たったひとつを改善することで、それが他の要素に良い影響を与えて、幸せのループを作り出すことがある。

私は、ウェルネスは次の３つで構成されていると考えている。

1　からだ

「体」が健康であること。体が健康で若々しい状態であれば、仕事も人生も充実させることができる。好きなときに好きな場所に行くことができるため、人生の選択肢が増える。

2　こころ

「心」が元気であること。心が穏やかで整った状態であれば、人生を楽しむことができるし、何事も前向きに取り組める。周囲へも良い影響を与えられる。

3　つながり

「つながり」に充足感を感じられること。家族とのつながり、仕事仲間とのつながり、友人とのつながり、動物とのつながり、モノやコトとのつながり、場所や社会とのつながり。そして、思い出とのつながり。これらが充実していると人生がカラフルになるし、孤独ではない。

私は、この3つで構成された三角形（次ページ参照）を「ウェルネス・トライアングル」と呼んでいる。そして、3つそれぞれを10点満点（合計30点）で自己採点したものを「ウェルネススコア」としている。

まずは、あなたに現在のウェルネススコアを採点してみてほしい。「からだ」「こころ」「つながり」はそれぞれ何点になるだろう？

母に尋ねたところ「からだ…5点／こころ…7点／つながり…10点／合計22点」だった。東京に来る前の母はなんと「からだ」が0点、「こころ」も0点、「つながり」は5点だったようで、合計しても5点しかなかった。

ウェルネススコアをつけるときには客観性など必要ない。

「友達に比べれば恵まれている」

「あの人より自分は不健康だ」

といった比較は完全に排除し、あなたが感じるままの「100％主観」で点数をつけてみてほしいのだ。

3つすべてが10点満点の人は、本書を読む必要はないかもしれない。そうではない人

ウェルネス・トライアングル

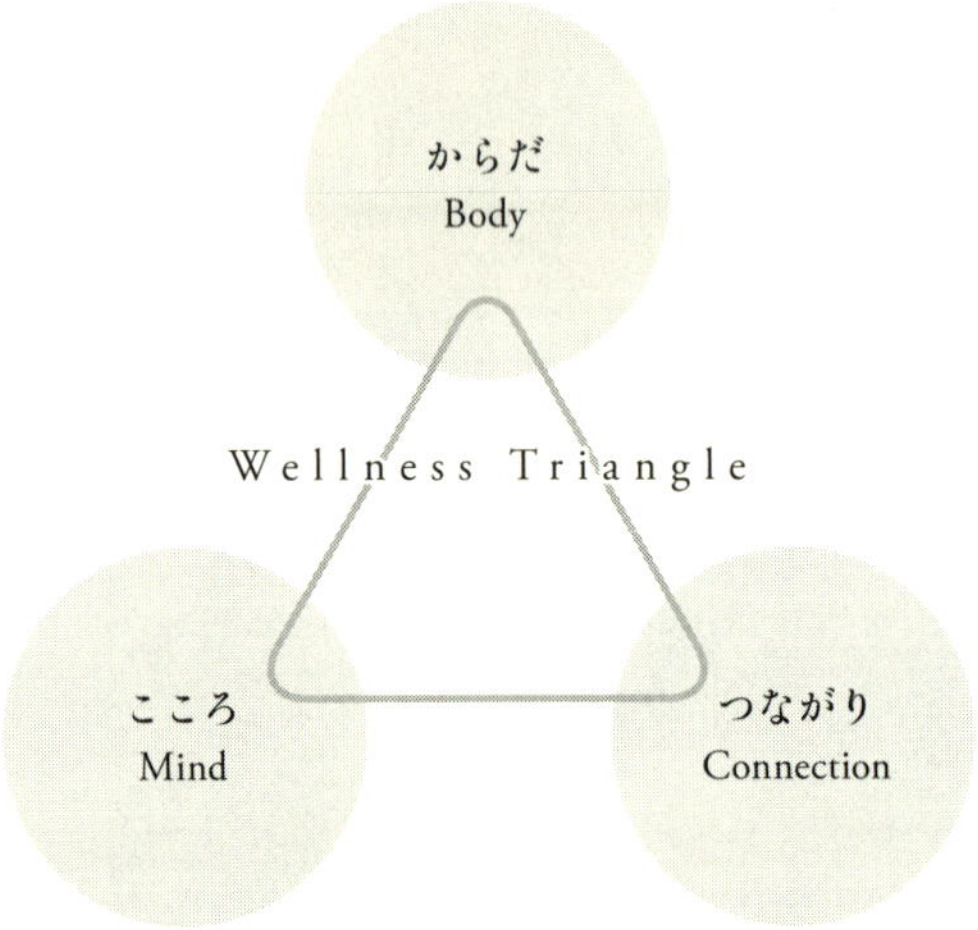

ウェルネススコア

3項目それぞれを10点満点で採点

からだ	こころ	つながり	合計
点	点	点	点

はぜひ読み進めてほしい。今つけたあなたの点数が今後上がっていき、ウェルネスの階段をのぼってもらうことこそが本書の目的になる。

ちなみに私が運営する女性専用のオンラインコミュニティでメンバーの人たちに同じ質問をし、その4週間後に同様の採点をしてもらったところ、合計点は平均して5・2ポイント上がっていた。

彼女たちにその間に行ってもらったことは、本書のPart8「4週間ウェルネス・プログラム」だった。

本書は、あなたを「輝くように生き生きしている状態」――ウェルネスに導くために、第一部のPart2には「食事」、Part3には「運動」、Part4には「睡眠」、そして第二部のPart5以降は「つながり」について書いた。

我慢と自己抑制を強いる従来の健康法ではなく、楽しみながら幸福度を高め、その結果あなたのウェルネススコアが上がっていくように、執筆に対して全力を尽くしたつもりだ。

次章ではまず、人類の永遠のテーマ――「何を食べるか」について話をしたい。これを実践すればあなたの体に健康の革命が起こるだろう。それでは、食べ物の真実についてお伝えしていく。

章のまとめ

- ウェルネスとは「より良く生きようとする生活態度」のこと
- 「ヘルス」は体が対象、「ウェルネス」は心身と人生全般が対象
- ウェルネスの市場規模は世界中で拡大している
- ウェルネスは「ウェルカム」な状態。人々は「自らすすんで」顧客になる
- たとえ病気でもウェルネスでいられる
- からだ、こころ、つながりが「ウェルネス・トライアングル」
- 「ウェルネススコア」は100%主観でつける

About the BODY

第一部

体について

若い頃、人はとても忙しい。よく働き、人を育て、自分と家族の人生を必死に作り上げていく。やがて蓄えができ、時間的な制約がなくなってきた頃、新たな問題と直面する。健康だ。健康上の問題は、歳を重ねるごとに大きくなり、高齢になると自由を妨げる最大の制約になる。今から、体をどう大切にするかによって未来が決まる。第一部では、体のウェルネスについて話を進めていく。

Part

2

食べること

Food

「自分のナイフとフォークで自分の墓穴を掘るな」

――イギリスのことわざ

偏食で失明した少年

小学生の頃からフライドポテトやポテトチップスばかり食べていた英国の少年が、「17歳で失明した」という症例を英ブリストル医科大学の研究チームが発表し、世界に衝撃が走った。

彼が疲労感を訴えて初めて医師の診療を受けたのは14歳のとき。診察の結果、ビタミン不足と貧血の症状があることがわかり、医師はビタミンB12を投与して、偏った食生活を改善するようにアドバイスした。

しかしその後も、フライドポテトやポテトチップス、ハム、ソーセージなどの超加工食品（ultra-processed foods）以外は受け付けない体質になっていた少年の食生活は改善されることはなかった。1年後には聴覚障害や視覚障害の兆候が表れ始める。その後も視覚障害は悪化を続け、17歳でついに失明してしまった。

この症例について調べたブリストル医科大学とブリストル眼科病院の研究チームは、偏った食生活による極端な「ミネラル不足」が失明の原因になったと指摘している。

この症例報告に対して一部批判はあるものの、英インペリアル・カレッジ・ロンドンのギャリー・フロスト教授は「幅広い多様な食事を摂ることの大切さが改めて示された」と指摘している。

ここで疑問が湧き起こる。

なぜ、少年はそこまでしてフライドポテトやポテトチップスだけを食べ続けたのか。

なぜ、彼の親はそれを止めることができなかったのか。

ジャンクフードの「止まらない現象」

私の住むニューヨークはウェルネスの世界最先端都市である一方、「アメリカ」という大きな単位で見てみると、そこは「ジャンクフード天国」。ジャンクとは「がらくた」という意味だ。

アメリカの成人の41・9％は肥満で、9・2％は〝病的な肥満〟だというデータがある。これは、1億人以上が肥満で、2200万人以上が重度の肥満であることを意味している。この背景には、パッケージ食品会社の不都合な真実がある。

大手の食品会社には顧客の心理や人体などを研究する極めて優秀な社員たちがいる。彼らのマーケティングの王道は「同じ人に何度も食べてもらう」ことだ。言葉を選ばずに言うと、「顧客をいかに中毒にするか」に力を注いでいるのだ。

スーパーでリンゴを4個買ってきて、そのうちのひとつのリンゴの皮をむき、食べやすい大きさに等分して、皿にのせて食べ始めたとする。完食したあと、あなたはどんな気持ちになるだろうか？

よほどの大食漢でもない限り、「食べ始めたら止まらなくって、残りの3個も食べてしまった」ということはないはずだ。1個食べて満足するか、他のものが食べたくなるだろう。これはバナナでも、イチゴでも、野菜サラダでも同じだ。

ところが、ポテトチップスは食べ始めると「止まらなくなる」。袋を開け、はじめは数枚だけ食べるつもりが、しだいに袋に入れる手が止まらなくなる。袋の中のチップスはみるみる減っていき、最後に残った小さなカスのような破片まで丁寧にたいらげてしまう。

そして、あろうことか、翌日も同じチップスをコンビニエンスストアで買ってきて常備してしまうのだ。その他のジャンクフード——チョコレート、フライドポテト、また糖分の多いジュース類を飲んだときにも同じような「止まらない現象」が起こる。

天然のものを食べたときには起こらないこの現象が、ジャンクフードを食べたときにだけ起こるのはなぜか。

人間が味覚を感じるのは「味蕾《みらい》」だ。舌の表面にあるブツブツとしたもので、赤ちゃんの口の中には約1万個あり、それが加齢とともに減少していく。成人で約7000個、高齢者では約3000個に減ると言われている。

リンゴやバナナなど天然のものを食べたときには、ひと口ごとに味蕾で感じる喜びが薄れ、だんだんと違う種類の味を欲しがるようになる。この機能があるからこそ人は、様々なものをバランスよく食べるようになっている。

ところが、人間に本来備わっている味蕾の感覚を著しく麻痺させてしまう食べ物がある。それこそが「超加工食品」だ。これによって天然のものを食べたときとは真逆のことが起こる。

「これをずっと食べ続けたい」

という感覚に陥るのだ。超加工食品については後述するが、これによる味覚の変化こそが食べすぎにつながり、肥満を引き起こし、食べ物に多様性を求める味蕾本来の性質を破壊してしまう。

一度このサイクルに陥ると、天然の食物の味を感じにくくなり、濃い味のジャンクフードでないと「食べた気」がしなくなるのだ。

パッケージ食品メーカーはこれを熟知している。そのため、同じ製品を売るなら、新規顧客より既存顧客に売るほうが簡単になる。「お菓子好き」が何歳になっても変わらないのは、メーカーの緻密なマーケティングと、それによって味蕾を麻痺させられてしまった結果なのだ。

これは飲料も同じ。ある飲料メーカーの最大の敵は「健康ブーム」だ。どこからどう見ても「体に良さそうではない。でも、甘くておいしい!」という飲料商品にとって、健康ブームは頭痛の種になる。健康志向を謳った他の商品を販売して売上を確保する戦略をとるものの、甘くておいしい主力商品の売上が下がることは避けたい。

そこで、そのような社会や時代の要請に左右されず、長期間にわたって売上を安定させるために、メーカーが力を入れていることがある。それは、

「子供に飲ませる」

子供の頃からその味を体に覚えさせることで、大人になってからも常習的に買ってもらうことができる。そこで、子供が来店するファストフードやテーマパークなどでの販売に力を入れるわけだ。

あるパッケージ食品会社に勤めるアメリカ人の知人がこう言っていた。

「どれだけのシュガーが使われているか知っているから、飲む気にならないわ」

ブーストされた快感成分

2021年、アメリカ臨床栄養学会誌は食物依存症や超加工食品が、肥満の大きな原因になっているという特集を掲載した。

その特集にはミシガン大学心理学部の准教授アシュリー・ギアハート（臨床心理学者）の研究が載っている。彼女は、食品に対する依存的行動の症状を判定する調査「イェール食品依存性尺度（YFAS）」の作成に携わった人物だ。

ギアハートの研究チームが500人以上を対象に行った実験で、人々は「特定の商品」に対して激しく欲し、自制心を抑制できない「依存症的」な摂食行動を起こすことが明らかになった。実験の対象者たちは体に害があるとわかっていても、どうしてもやめられなかった。特定の商品とは次のようなものだ。

ポテトチップス、チョコレート、クッキー、アイスクリーム、フライドポテト、チーズバーガー、ピザ。

これらを「超加工食品」と呼ぶ。その定義は、米国糖尿病学会によると「糖分、塩分、脂肪を多く含む加工済みの食品。硬化油、添加糖、香味料、乳化剤、保存料などの添加物を付与して、工業的工程によって作られる、常温でも保存することができ、日持ちする食品」のこと。

スーパーやコンビニエンスストア、ファストフードなどで売っている、私たちにとってとても馴染みのある食品ばかりだ。

ギアハートはこうした超加工食品は「依存性物質」と共通点が多いことを突き止めた。超加工食品は、タバコやコカインと同じように、天然の植物や食物に含まれる食物繊維、水分、タンパク質など、吸収を抑える働きをする成分を取り除いたものが原材料になっているのだ。さらに、最も快感をもたらす成分を精製し、血流にすばやく吸収される製品に仕上げることで、脳を活性化し、満足させる作用が強められている。

また、超加工食品に含まれる塩分や人工香料などの添加物は、舌触りや食感を向上させることで、誘因力を高めている。

これだけ計算されて作られているのだから、おいしいに決まっている。こうして添加物によって「中毒化」させていく手法は、ギアハート曰く「タバコの手口と同じ」。ちなみに一部のタバコは、ココアを配合することで気道を広げてニコチンの吸収を高めている。


超加工食品の中で最も依存性が高いものには、「脂質」と精製された「炭水化物」が大量に含まれている。人の味覚を破壊するこの〝強力タッグ〟は、人類が進化の過程で食べてきた果物、野菜、ナッツ、豆など自然由来の食物には見られないものだ。自然界に存在する食物のほとんどは、脂質または炭水化物のいずれかを豊富に含んではいても、その両方を多く含むことはほぼない。

ギアハートは、「こうした食品は、アルコールやタバコと同様に自制心を低下させる」と言っている。

つまり、「止まらない現象」が起こるのは、あなたの意志が弱いからではなく、食品そのものが中毒になるように設計されているからなのだ。

ニューヨーカー御用達のホールフーズ

ニューヨークにはオーガニックスーパーの元祖とも言える「Whole Foods Market」（以降「ホールフーズ」）がある。ホールフーズはマンハッタンに10店舗以上ある人気のスーパーで、２０２３年には私のオフィスがあるウォールストリートの中でも、特に歴史的なビルであるワン・ウォール・ストリートの一階に、４万２０００平方フィートもある大きな新店をオープンした。

お店に入ると、野菜や果物の陳列の美しさに目を奪われ、日本では見たこともない食材の品揃えに圧倒される。野菜や果物はみずみずしいし、質がとてもいい。アメリカには「溢れるように陳列する」という小売り手法があると聞いたことがあるが、まさに溢れるように並べられた食材たちがこちらに迫ってくるような素晴らしい陳列だ。

企業理念は「Whole Foods, Whole People, Whole Planet」。食べ物、人、地球が健康であるためにホールフーズは存在していることを表しており、サスティナブルな思いが見てとれる。

ホールフーズではチェーン全体で「禁止」している原材料（たとえば人口甘味料のアスパルテームやサッカリン、コーンシロップ、うまみ調味料のグルタミン酸ナトリウムなど）が200種類以上もある。

これらはアメリカの農務省から禁止されている原材料ではなく、あくまでホールフーズが独自にブラックリスト化しているものだ。これだけ多くの原材料を禁止するということは、様々な企業から多くの反発を招くことになるはずだが、それでも実行する徹底ぶりからは人々をウェルネスにするという強い思いが感じられるし、それによって消費者の信頼を得ているのだろう。

また、動物愛護の観点から、食肉用の牛や豚、鶏がどんな環境で育てられたかも重視している。アメリカの畜産農家の中にはあまりに酷い環境で動物を育てたり、劣悪な食材を市場に流通させたりしているところがあるのも事実だが、ホールフーズはその点も徹底して管理している。

私も日々、このホールフーズで買い物をする。色とりどりのみずみずしい野菜や果物を食べることに幸せを感じるし、体の中に栄養が行き渡るような感覚を持つことができる。

鮨屋の大将とシャリの味

そんなニューヨークから東京に戻ったとき、決まって行くお鮨屋さんがある。その店の大将は鮨の激戦区・東京においても技術の高さに定評があり、若くして都心の超一等地に店を構えている。

ビル街にそっと佇む日本家屋風の店。8人ほどが座れる檜のカウンター。モダンな掛け軸。気さくな大将の慣れた手さばきで握られる「おまかせ」は、味も香りも絶品だ。

ある日、1年ぶりに訪問した私は、予約した時間から30分ほど遅れてしまった。恐縮しながら店に入ると、大将は笑顔で迎えてくれた。

すぐにお通しが出てきて、「握り」が始まる。コハダ、アジ、マグロ。相変わらずおいしい。そこであることに気づいた。1年前とシャリの味がほんの少しだけ違うのだ。その日はたまたま他のお客さんがいなかったこともあり、気心の知れた大将にこう聞いてみた。

「シャリの味、少し変えましたか？」

すると大将は、驚き、やれやれという感じで話し始めた。

「いえ、何も変えてないんですよ。もう驚いちゃうなあ……。石村さんだから本当のことを話しますけどね、いらっしゃるのがちょっと遅れたでしょ。定刻にシャリを最高の状態にするためスタンバイしていたので、お待ちしている間にほんの少しですけど酢飯の酢が抜けていったんです。ほんの少しですよ。普通はこんなわずかな違いがわかる人なんていないんです。一体どんな舌をしてるんですか⁉」

じつは、周囲では私の味覚はちょっとした評判だ。盛られた料理から見た目にはわからない味の変化、隠し味、細かな食材まで感じることができる。とはいえ、私は自分の味覚を誇らしげに自慢したいわけではない。本来、人間の味蕾は繊細な味を感知できることを伝えたいのだ。

私は強いストレスがかかったときにジャンクフードを欲しくなることがあるが、普段は天然由来の野菜や果物をたくさん摂るし、主食は玄米が中心だ。長年その食習慣を続けていると、味蕾は本来の機能を発揮するため、何層にもなった繊細な味を分別できるようになる。

すぐできる味覚テスト

あなたや大切な家族の味覚がどれだけ繊細かを実験する簡単な方法がある。

米を炊く際、炊飯器の中に昆布を一枚しのばせ、ほんのり塩味のする仕上がりにしてみるのだ。まず、これを自分自身で食べてみて、いつもとの違いを感じてみる。次に食卓に出して、家族がそれに気づくかどうかやってみてほしい。

「なんかいつもと違うね!?」

と気づくようなら、味覚の鈍りは最低限のはずだし、まったく気づかないようならかなり鈍感になってしまっているはずだ。

ちなみに私の11歳の息子に出してみると、食べた瞬間に「わあ、昆布の味!」とおいしそうに言ったので驚いた。子供の舌の感覚は素晴らしい。

味覚が鈍ってくると、人は濃い食べ物を欲するようになる。それを叶える3点セットが次のものだ。

1　ジャンクフード

2　油（脂肪）

3　塩

味の濃いジャンクフード、油をたくさん使った揚げ物、そして多くの塩を含んだあらゆる食べ物を好むようになるのだ。

塩分の摂りすぎは、味蕾をますます鈍らせ、野菜や果物など天然の食物のうま味を感じにくくするだけでなく、高血圧の大きな原因にもなる。これによって心臓病や腎不全のリスクが上昇する。

また、味覚が鈍ることで食べすぎるため肥満になり、さらに病気のリスクが上がる。こうした負のサイクルを作り出すのが「味蕾の劣化」なのだ。

第6の味覚「脂肪味」

人の味覚は5種類あると言われてきた。甘味、酸味、塩味、苦味、うま味。ところが近年、九州大学の研究グループによって第6の味覚が注目されている。「脂肪味」だ。

味蕾には、先ほど挙げた甘味や酸味などの5つの成分を受け取る細胞があり、それぞれの味覚を脳に伝える神経とつながっていることがわかっていたが、さらに脂肪味を脳に伝える神経が発見された。

これは、簡単に言うと「脂の味を見分ける味覚」のことだ。

この味覚の存在を知って、私には納得することが多々あった。私は、極端に脂に弱い。脂肪分の多い肉を食べ始めると、わずかひと口かふた口で食べられなくなってしまう。ファストフードのポテトを食べると（滅多に口に入れることはないが）、その後すぐに気持ち悪くなってしまう。

油っこい食べ物を次々に口に運ぶ周囲の人たちを見て、「私はもしかすると体が弱いのかしら……」と考えたこともあった。しかし、これらはすべて脂肪味という味覚によるものだったのだとわかりすっきりした。

研究によると、脂肪味の感じ方は人それぞれで、

- 1日に2回以上、揚げ物を食べる人
- 脂ののった肉や魚が好きな人
- 和菓子より洋菓子が好きな人
- 低脂肪の乳製品では物足りない人

などは脂肪味が鈍ってしまうようだ。これが鈍ることの問題は、脂物を少々食べても満足できず、「もっと、もっと」と食べてしまうことだ。

脂っこいものじゃないと食べた気がせず、次々と口に運ぶことで肥満になり、さらに脂肪味は鈍って過食する、という「止まらない現象」に陥ってしまうのだ。

太ると、もっと食べたくなる

こうして食べすぎて肥満になると、さらに食べる量が増えて、もっと肥満になっていく。

たとえば、あなたが7キロ太ったとする。こうして余分な脂肪がつくと、毎日生きていくための基礎代謝に必要なカロリーも増える。以前は、空腹を満たすのに日に2500キロカロリーで済んでいたのに、それが3000キロカロリー必要になる。体重が増えたことによって、体の状態を保つために必要な食欲も増してしまう。まるで端と端に巨漢の2人が座るシーソーゲームのようだ。

自分の健康チェックのために「体の声を聞きなさい」とよく言われるが、このシーソーゲームが始まってから「胃の声」を聞いてしまうと、食べる量はどんどん増えていく。胃が空腹感を埋めるために欲する量がどんどん大きくなってしまうためだ。

体の声を聞けばいいというものではない。

こうなってしまうと、よほどのダイエットをしない限り減量は叶わないだろう。

「栄養が足りてない」を気づける体になる

味を楽しむこと以外に、人が食物を「食べる理由」はいくつかあり、代表的なのが次の2つだ。

❶ 動くエネルギーにする

立ったり、座ったり、歩いたり、走ったりと「体を動かす」ために必要なカロリーにするため。心臓や肺をはじめとする臓器を機能させるための燃料にもしている。食べないとエネルギーが生み出せず、動けなくなってしまう。

❷ 細胞の原材料にする

人の体は毎日2000億個の赤血球を作り、約120日ですべての「血液」が入れ替わる。

90~120日で「古い骨」は新しくなり、1か月ほどで「皮膚」は完全に生まれ変わる。これらの再生のために、食物のタンパク質やミネラルが必要になる。血液、骨、皮膚、毛髪、臓器など、人間の体の細胞が絶えず生まれ変わるために、原材料としての食物が必要になる。

体は、❶には敏感で、❷の欠乏には気づきにくい。

人は❶の「エネルギー」を必要とするとき、空腹感を覚える。古来、「狩りをしたあと次の獲物にいつありつけるかわからない」と生物学的にプログラミングされているせいで、食事をするたびに「まるでその後しばらくは食べられない」かのようにしっかり食べる。現代では食べたいときに食べられるにもかかわらずだ。

さらに、その際はエネルギーが最も多く含まれる食物、たとえば砂糖や脂肪などを「一番おいしい」と感じる。多くのパッケージ食品会社はこれを熟知して商品を生産している。

一方、❷の血液や骨や皮膚が再生される過程で必要となる栄養素については、「欠乏している」とは自覚しにくい。そのため、体がおかしくなるまでこれらの欠乏に気づかない人が多いのだ。

「空腹感」を満たすために悪影響のあるものを食べ、「栄養素の欠乏感」を自覚せずに必要な栄養を摂らない。

こうして、口に入れれば皆一緒、といった感覚に陥ってしまうのだ。

ウェルネスになるために大切なことは、「空腹」に理性的になり、「栄養」に敏感になること。つまり、空腹を満たすために食べすぎるのをやめ、栄養が足りていないときにそれを自覚できる体になることだ。

これは味蕾の機能を取り戻し、食生活を見直すことで十分に可能であり、その先に「最高の体調」が待っている。

「主菜」「主食」の罠

生きていくための「5大栄養素」は、①糖質（炭水化物）、②脂質、③タンパク質、④ビタミン、⑤ミネラル。このうち①糖質、②脂質、③タンパク質を「3大栄養素」と呼ぶ。

日本には古くからこれらを「バランスよく食べる」という教えがあり、そのための献立として、主食（ごはん、パンなど）、汁物、主菜（肉、魚など）、副菜（野菜など）と

5大栄養素

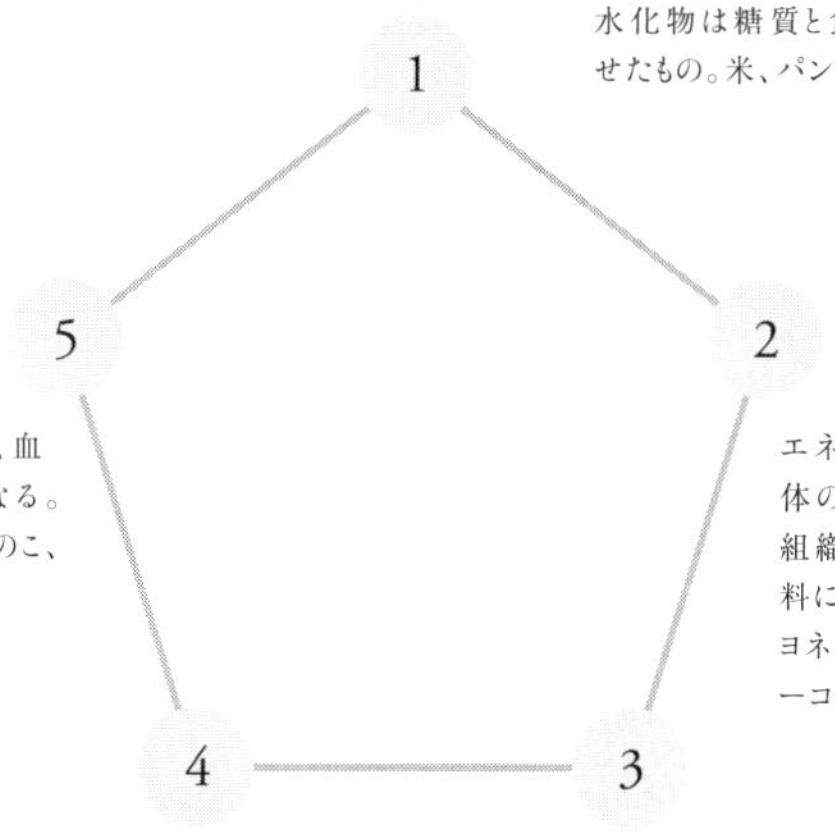

1 糖質（炭水化物） carbohydrate

糖質の一種であるブドウ糖は、脳にとって重要なエネルギー源。炭水化物は糖質と食物繊維を合わせたもの。米、パン、うどん、芋類など

2 脂質 fat

エネルギー源であり、体の細胞膜や神経組織、ホルモンの材料になる。食用油、マヨネーズ、バター、ベーコンなど

3 タンパク質 protein

筋肉や内臓、皮膚、髪の毛など体をつくる元になる。動物性と植物性がある。肉、魚、豆腐、納豆、卵、チーズなど

4 ビタミン vitamin

体の調子を整える。水溶性と脂溶性がある。キャベツ、ニンジン、ブロッコリー、リンゴ、イチゴ、ミカンなど

5 ミネラル minerals

体の調子を整え、血液や骨の元になる。小魚、わかめ、きのこ、しじみなど

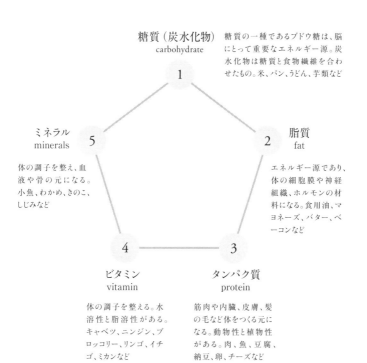

いう4つで構成する食文化がある。

しかし、誤解を恐れずに言うと、私はこの「主食」「主菜」という言葉に大きな罠があると考えている。「主」という言葉が与えるイメージによって、炭水化物と肉を食べすぎてしまうのだ。

「タンパク質は肉から」は本当か

空腹のとき、人はすぐに手に入る（または目の前にある）ものを食べがちだが、これと同じように、人体はつねに最も手軽なエネルギー源を使う。カロリーを含む栄養素の中で、「炭水化物」が最も早く供給されるため、素早くエネルギーに変えることができる。

しばらく何も食べていなかったときや運動をしたあと、白米やパスタ、うどん、パンなどの「主食」（炭水化物）を無性に食べたくなるのはそのためだ。空腹はちょっとした飢餓状態であるため、勢いに任せて食べてしまうことが多く、その結果食べすぎてしまう。

断食によってせっかく空腹期間を作っても、食事再開時に一気に食べるとかえって太ってしまうことがある。


「タンパク質」についても説明しておこう。人体が1日に必要とするタンパク質は、成人女性で約50グラム、男性で約65グラムとされていて、さほどの量ではない。様々なプロパガンダによって、私たちはタンパク質を肉類や乳製品から摂るように教え込まれてきたが、それは必ずしも正解とは言い切れない。魚介類やナッツ、野菜など他のタンパク源に比べて、体に悪い脂肪を多く含んでいるためだ。

ほとんどの人にとって「肉」は主菜だ。レストランのコースでもメインとして扱われるし、スーパーで食卓に何を出すか考えながら買い物をする際も、まずは肉類を中心とした主菜を決めてからその他の副菜を決めていくことが多い。

日本人のみならず、アメリカではその傾向がさらに顕著だ。人々はとにかく肉を好む。特に牛肉は「メインディッシュの王者」だ。

ここでアメリカにおける食肉産業の不都合な歴史を見ておきたい。1977年にワシントンで起こった政治的騒動は、肉と乳製品中心の現在のアメリカ食文化の道筋を作ったとも言える。当時、ジョージ・マクガバンを委員長とする上院栄養問題特別委員会はがんや心臓病、糖尿病など「食事が原因」の慢性疾患の驚くべき増加に対応する必要があった。

第二次世界大戦後、アメリカでは「冠状動脈性心臓病」の罹患率が急増していたが、植物を主食とする伝統的な食生活を送る他の文化圏では罹患率がとても低いことを委員会は知った。

また、疫学者たちは、肉や乳製品の配給が厳しく制限された戦時中、心臓病の発生率が一時的に急落したことを観察していた。これらを受けて上院栄養問題特別委員会は公聴会を開き、「米国の食事目標」と呼ばれるガイドラインを作成する。その内容は「赤身肉」と「乳製品」を控えるようアメリカ人に呼びかけるものだった。

ところが、数週間も経たないうちに問題が噴出する。

赤身肉と乳製品を販売している業界が委員会に非難の集中砲火を浴びせ、大炎上。マクガバン上院議員の退任と、ガイドラインの書き直しが余儀なくされた。

委員会の文書では元々アメリカ人に「肉の消費を減らす」よう勧めていたが、「飽和脂肪の摂取を減らすような肉、鶏肉、魚を選ぶ」という意味を理解するのが難解な、玉虫色の妥協案に置き換えられてしまったのだ。

肉の脂肪は魚の23倍

私自身は「牛肉を食べるのをやめよう」などと言う気はない。アメリカでは、菜食主義のビーガンの人であっても、肉を食べない代わりに、食事の満足度を高めようとして穀物類を過剰に摂取し、その結果、肥満になっている人をよく見かける。

節制によって肥満になるくらいなら、肉を食べてもいいのではないかと思う（もちろんこれは政治的、環境的思想は考慮していない）。

問題は、「脂肪の多い肉」を食べすぎることだ。一般的に、赤身の肉（牛肉、豚肉、羊肉など）は、皮なしの鶏肉や魚、植物性タンパク質に比べて飽和脂肪酸が多い。飽和脂肪酸は血中の悪玉コレステロール（ＬＤＬ）を上昇させ、心臓病のリスクを高めてしまう。

６オンス（約１７０グラム）の魚一切れ（オヒョウ）は、タンパク質36グラムに対して、脂肪は2グラムしかない。一方、６オンスの牛肉（プライムリブ）は、ほぼ同量の38グラムのタンパク質に対して、脂肪はなんと46グラムも含まれている。

魚と牛肉では、タンパク質の量はほとんど変わらないのに、脂肪の量が23倍になるわけだ。肉を毎日毎食「主菜」として食べ続ければ、体に必要な適性脂肪量を超えるのは明白だ。

脂肪の適正量は一般的に、体重の15～25％とされている。これらの脂肪は体温の維持、生命維持、臓器のクッション機能など、体内で無数の役割を果たしている。そのため、一定量の脂肪は必要なのだ。

一方、消費する以上のカロリーを一定期間摂取し続けると、体は余分な脂肪を目に見えるところに蓄え始める。大抵の場合、男性ならお腹、女性なら太ももに表れる。余分な脂肪は疲労、心臓病、がんをはじめとする命に関わる無数の病気と関連している。

また、タンパク質、ビタミン、ミネラルを毎日摂取しなければ、脂肪をカロリーとしていくら摂取しても、体と心に不調が生じる。長期にわたってこれらの栄養が不足することは、体にとって大きなリスクだ。

つまり、「肉と炭水化物でお腹がいっぱいになる食生活」をしていると、脂肪の摂りすぎで肥満になり、栄養素が足りずにやがて不調を引き起こすということだ。

では、何を、どう食べればいいのか。

いよいよ、この章の核心に入っていこう。

「制限する」から「摂り入れる」へ

「健康のためにダイエットしなくちゃ」とよく耳にする。この場合のダイエットには「制限」というニュアンスが込められている。特に食べ物については「食べたいものを我慢する」ことで肥満から脱出しようとするのが一般的だ。
しかし、ダイエットの本来の意味は異なる。この言葉の起源はギリシャ語の「diaita」。これは英語で、

Way of Life

「生き方」という意味だ。食べ方であり、生活習慣であり、自分の養い方でもある。ところが、現代のダイエットの概念は禁止、フラストレーション、苦痛、飢餓、体重減、おいしくないご飯などのネガティブな意味合いが強い。そして何より「制限」を想起させる。

これでは「なりたくない。やりたくない」のアンウェルカム・ループからの脱却はできない。では、どうすれば「なりたい。やりたい」のウェルカム・ループを作ることができるのか。

そのためには「制限する」というマイナス方向ではなく、「摂り入れる」というプラス方向に向かうことだ。何を摂り入れるかというと、「栄養」だ。

Eat food, not too much, mostly plants.

ジャーナリストでカリフォルニア大学教授のマイケル・ポーランの『The Omnivore's Dilemma（雑食動物のジレンマ）』という著書は、ニューヨーク・タイムズ・ブックレビュー誌が選ぶ年間ベスト10冊に選ばれたこともある名著だ。マイケル・ポーランは、ウェルネスへの道として著書の中でこう書いている。

「Eat food, not too much, mostly plants.」
（食べ物を食べる。食べすぎない。主に植物を）

これが「人間が最大限に健康であるために何を食べるべきか」という信じられないほど複雑で混乱しがちな問題に対する答えだとしている。

この言葉を少し分解してみたい。

まず「食べ物を食べる」。何を当たり前のことを……と思われた読者もいると思うが、じつはとても重要な指摘なのだ。これは「加工された食品を食べるのではなく、新鮮な食べ物を食べなさい」という意味だ。

次に、「食べすぎない」。これもシンプルな言葉であるが、とても重要だ。私たちは、とにかく食べすぎている。というより、わざわざ「食べすぎる」ように行動していると言ってもいいだろう。これについては後述する。

最後に「主に植物を」。おそらく、この言葉は私たちにとって最も重要であり、「何を食べるか」ということの答えでもある。

オススメは地中海食

食べるのは「加工度の低い植物」。メインディッシュとして野菜、果物、豆類、全粒穀物を食べる。全粒穀物とは精白していない穀物のことで、代表格は玄米。パンやシリアル、クッキーにも全粒穀物を使った食品はたくさんある。

新鮮な野菜は、大量のビタミンと数種類のタンパク質を含み、脂肪はほとんど含まない。ブロッコリー一房ならタンパク質が5グラムで脂肪はほとんどない。

果物は炭水化物、ビタミン、ミネラルが豊富で、脂肪をほとんど含まない。バナナ1本は103カロリーで脂肪はほとんどない。

ポイントは「加工度の低い植物」であること。食物というと「カロリーはいくつか」ということに関心が向きがちだが、木から摘み取ったリンゴと、加工したリンゴジュースのカロリーはさほど変わらないが、後者は多くの栄養素や繊維が取り除かれている場合がある。これでは、栄養素が少なく、カロリーだけを摂っていることになる。

ウェルネスになるためには、採れたばかりの「ホールフード（whole food＝加工が最小限で栄養価が高く、自然の状態に近い食品）」を食べることが重要だ。

地中海食は、多くの臨床研究において、体重を減らし、コレステロール値を下げ、心臓病のリスクを減らすことが示されている。

「地中海式ダイエット」は、Whole food plant-based diet（WFPB）とも呼ばれるホールフード・プラントベースの食事であり、新鮮で加工されていない植物性食品をメインに食べる科学的根拠に基づいたダイエット法。「制限する」のではなく、栄養を「摂り入れる」という考え方だ。

色とりどりの野菜や果物、全粒穀物、ナッツ類、豆類、オリーブオイルなどの不飽和脂肪酸を毎日しっかり食べる。

ハーブやスパイスを塩の代わりに使う。

魚介類は週に2、3回食べる。私が「Health and Wellness」講義を受けていたハーバード大学の研究では、毎週2、3皿の魚を食べるだけで、心臓発作で死亡するリスクを3分の1以上減らすことがわかっている。

これらの食材こそがウェルネスへの道だ。

皿をレインボーにする

毎日、食卓に並ぶ皿の色にも気をつけるといいだろう。と言っても、皿そのものの色ではなく、皿に盛った「食材の色」のことだ。色とりどりの野菜や果物を中心とした「虹色の食事」がウェルネスのサポートをする。これはアメリカの栄養学の研究者、ディアナ・ミニッチ博士が提唱している食事法だ。食材の色は、その食べ物にとって優勢な栄養素を表している。虹色になればなるほど必要なミネラル、ビタミンが摂取できる。

逆に、皿の色がベージュであればあるほど、加工品、小麦、砂糖、脂肪食品、油、加工度の高い食材を選んでいることになる。

栄養素を計算して買い物をするのは難しいが、買い物カゴの中身が七色になることを意識するとシンプルで、楽しくて、ビタミンカラーによって心も元気になる。それぞれの色の栄養素については次ページにまとめた。食材選びの参考にしてほしい。

食材の色と栄養素

緑色
Green

がんを阻止する植物化学物質が豊富に含まれていて、発がん性物質の働きを阻害する働きがある。目、動脈、肝臓機能、創傷治癒、歯肉の健康にも役立つ。

【主な食材】ほうれん草、アルファルファスプラウト、アスパラガス、アーティチョーク、アボカド、ブロッコリー、芽キャベツ、キャベツ、コラードグリーン、グリーンハーブ（バジル、ミント、ローズマリー、セージ、タイム）、緑茶、ケール、キウイフルーツなど

赤色
Red

DNAにダメージを与えるフリーラジカルを強力に除去する。リコピンは、心臓病や肺疾患、尿路疾患の予防にも役立つ。

【主な食材】ビーツ、サクランボ、クランベリー、赤リンゴ、赤ブドウ、赤ピーマン、赤タマネギ、イチゴ、トマト、スイカなど

白色
White

様々な抗酸化フラボノイドが含まれていて、抗腫瘍作用がある。この色の食品に含まれる植物栄養素は、動脈機能や骨の健康にも役立つ可能性がある。

【主な食材】カリフラワー、大根、ニンニク、ネギ、マッシュルーム、タマネギなど

オレンジや黄色
Orange & Yellow

この栄養素は細胞内コミュニケーションをサポートし、私たちの一番の「殺人者」である心臓病の予防にも効果が期待できる。

【主な食材】アンズ、バナナ、ニンジン、カンタロープ、トウモロコシ、マンゴー、オレンジ、パイナップル、モモ、カボチャ、サツマイモ、カボチャ(冬)、バターナッツ、ドングリ、ミカン、黄ピーマンなど

青や紫色
Blue & Purple

細胞の老化を遅らせたり、血栓の形成を阻害して心臓の健康を促進したりする可能性がある。この色の食品は、脳の健康や認知力にも役立つ可能性がある。

【主な食材】ブルーベリー、ブラックベリー、エルダーベリー、ブドウ、ナス、イチジク、ラベンダー、レーズン、プラム、プルーン、紫キャベツなど

肉はサイドディッシュにする

加工度の低い、新鮮な野菜や果物を積極的に食べ、塩をハーブやスパイスに変え、魚を週に2、3回食べる。皿の上はレインボーになるように心がける。

私は菜食主義者になることを推奨しているわけではない。菜食主義者にも健康な人と不健康な人がいる。菜食主義者であっても超加工食品を日に3回も4回も食べている人もいる。

ここであなたにはこんな疑問が湧いたかもしれない。

「肉は食べてはいけないの？」

私が提案したいのは、肉をメインディッシュにするのではなく「サイドディッシュ」

にすることだ。肉類はどうしても悪い脂肪を含むことが多いし、カロリーが高いし、環境への悪影響もある。かといって、肉が大好物の人にとって「肉断ち」は極めて酷だろう。

一般的なレストランに行くと、肉の量は最低100グラム、場合によっては200グラムや300グラム出てくることもある。これは明らかに食べすぎだ。

そこで、週に1回や2回程度、85グラム以下の肉をサイドディッシュ感覚で食べるのがオススメだ。

飽和脂肪酸が多い赤身の肉（牛肉、豚肉、羊肉など）は血中コレステロールを上昇させてしまうため「皮なしの鶏肉」がベスト。ハムやベーコン、ソーセージなどの加工されている肉はできるだけ避けたほうがいい。

そして、ジャンクフードなどの超加工食品を排除する。

これが、多くの医師たちが推奨している地中海式の食事パターンだ。

完全無欠のタンパク質「大豆」

ここで最高の食材をひとつご紹介しておく。大豆だ。

大豆は単位重量当たりの比較で、牛肉、鶏肉、魚介類より多くのタンパク質を含み、コレステロールはない。

しかも、「完全無欠」の植物性タンパク質である。

人はタンパク質を分解してできる20種類の基本アミノ酸を必要とする。そのうち11種類は体内で作ることができるが、残りの9種類は食物から摂らなくてはならない。「動物性タンパク質が必要」とする主張はこれを叶えるためだが、大豆のタンパク質はこの9種類のアミノ酸すべてを供給できる点で、肉類と同じだ。

しかも、肉類と違ってカロリーも、環境への悪影響も少ない。

日本人にお馴染みの「枝豆」は、鮨屋や小料理屋で出てくる無料のつまみくらいの認識かもしれないが、あれは茹でた大豆だ。枝豆は、育ちきる直前に摘み取った大豆の別名であり、驚くほど健康的で、魚よりもタンパク質やその他の栄養素が豊富。枝豆1カップで、なんと約20グラムのタンパク質が含まれている。

食べすぎない2つのテクニック

最後に「食べすぎ」を防ぐための2つのポイントをお伝えしよう。とてもシンプルだが、とても重要なことだ。

❶ ゆっくり噛む

食べてから空腹感が満たされるまでに10〜15分かかる。レストランのコース料理で、メインディッシュが運ばれて来たときにすでにお腹いっぱいなのは、このタイムラグがあるためだ。

ゆっくり、よく噛んで食べれば、必要なカロリーだけで空腹感は満たされるものだ。

逆に、仕事の合間のちょっとした時間に、ファストフードの食べ物を慌てて詰め込んだりすると、必要以上に食べすぎてしまう。噛むことは、適性量で満足するための大切な手段だと知っておくといい。

❷ 食前に水を飲む

人間の体の60％は水分で、1日当たり約2リットルの「水」を必要としている。ところが、あるデータによるとアメリカ人の75％は慢性的な脱水状態で、37％は「喉の渇き」を空腹と誤解している。人は、喉が渇いているとお腹が減っていると錯覚しがちなのだ。

毎日コップ5杯ほどの水を飲むことで、大腸がんや乳がん、膀胱がんのリスクが減少するというデータもある。ここで言う「水」とは、純粋な水や麦茶であり、ジュース類などは該当しない。

私の友人の奥様は、毎日、食事前にしっかり水を飲むことで、疲労感が薄まり、便通も改善したという。これはとても理にかなっている。ポイントは「食事前に」ということだ。食事中にたくさんの水を飲むことは極力控えたほうがいい。なぜなら、胃液が薄まって消化機能が低下してしまうおそれがあるからだ。

1日コップ4~6杯の水を、食事中以外に飲む。これが、食べすぎを防ぎ、食物の栄養素をしっかり吸収できる水分補給法だ。

2週間「ウェルネス・フード」のススメ

ここまで紹介してきたウェルネスな食事に対し、「満足できるだろうか?」「忙しくて調理する時間がない」と不安になる読者もいるだろう。

そこで、まずは2週間実践してみてほしい。

メインディッシュを色鮮やかなサラダにし、豆腐や枝豆を食べ、魚を週に2、3回食べる。牛肉や鶏肉をサイドディッシュとして少量（一般的な中皿の4分の1程度の量）食べ、食前に水をよく飲み、ゆっくり噛む。

購入する野菜は高価なオーガニックフードである必要はまったくない。どこのスーパーでも手に入る一般的な野菜で十分だ。野菜をメインにする分、食費が下がる可能性すらある。

そして、超加工食品を遠ざける。私たちの味蕾は、あまりに長い間、超加工食品によって麻痺させられてきた。この2週間は、そこから脱出するための期間だ。

こうして超加工食品に含まれる物質を体から一旦抜いてしまえば、それまで毎日食べていたのが嘘のように、味覚が変わってくるはずだ。生野菜やリンゴやバナナ、豆類などの「本当の味」を感じることができるようになる。

天然の食物を摂ると、人は普通その味に飽き、無意識に他の天然の食物を欲しがる。天然の食べ物は、体が毎日必要とするビタミンやミネラルを含んでいて、自然とバランスのいい摂取をすることができる。

2週間ほど続けたとき、あなたは自分の変化に気づくだろう。
実践した私の知人の例を紹介しよう。

肉食の女性に起きた変化

彼女はそれまで「完全なる肉食」で、ステーキや唐揚げなど、毎日200グラム以上の肉を食べていた。野菜は時折食べる程度。食卓はいつも茶色で、仕事で忙しいために外食やコンビニ弁当で済ますことも多かった。自宅には常時、ポテトチップスやアイスクリームがあった。

ウェルネス・フードに変えた初日。

生野菜のサラダをメインにした初日。鮭を焼き、豆腐を食べ、リンゴをデザートにし、水をよく飲み、これまでの3倍くらいゆっくり食べるようにしてみた。それまで毎日食べていたポテトチップスをこの日は食べなかった。

食べる満足感こそ味わえなかったものの、それまで「どろっ」とした感覚のあった体に、ほんの少し「みずみずしさ」がプラスされたような感覚を持った。

2日目、3日目も野菜中心の食生活にし、肉類は食べなかった。ここで彼女はあることに気づく。それまでの彼女は、週に4、5日はお腹をこわしていた。それは若いときからずっと続いていて、本人は「そういう体質なのだろう」と自己診断をして諦めていた。ところが、3日経ったところでお腹がこわれず、便通が正常なことに気づいたのだ。

「これは一体どういうこと?」

彼女の下痢の原因は「肉の脂肪」だったのだ。脂肪は他の栄養素に比べて消化に時間がかかる。多く摂取することによって胃で分解されずに、そのまま腸に移動してしまう。脂肪自体に「腸管ぜんどう運動亢進作用」があるため下痢を引き起こす。

腸管ぜんどう運動亢進作用とは、腸管内の水分吸収が低下し、ぜんどう運動が活発になりすぎることで排便回数が増え、軟らかい便、または水のような便が出てくる状態のこと。

焼肉を食べに行くとお腹をこわす、という人がよくいるのは、このような原因であることが多い。

彼女にとって、お腹をこわすことは長年のストレスだった。体質だと諦めていたものが、じつは肉の脂肪からきていたことがわかったことで、そこから解放されるかもしれない自分に心が高鳴った。1週間ほど続けた頃、彼女はそれを確信することになる。

さらに変化が現れる。スーパーに行くのが楽しくなったのだ。それまでの彼女は店に入ると肉売場に直行していたが、ほとんどの時間を野菜売場で過ごすようになっていた。そこで様々な発見をするようになる。

たとえばレタス。毎日サラダをメインに食べるようになった彼女は、同じものばかりだと飽きてくることを感じていたため、野菜の種類を少しずつ変えたいと考えるようになっていた。そうして野菜売場を眺めていると、レタスの種類だけで「こんなにあったの⁉」と驚きの発見をしたのだ。

一般的な玉レタスやサニーレタス、ロメインレタス、フリルレタス、ブーケレタス、グリーンリーフ、サンチュ――。

何種類か常備してサラダに入れたり、日によって食感の違うものを選んだりと、工夫するようになった。

ブロッコリーやアスパラのおいしい茹で方を調べてみたり、ナッツ類を常備したり、オリーブオイルでドレッシングを作ってみたり。以前の彼女には考えられないようなアイデアがたくさん湧いてきた。

10日ほど続けると、自分の味覚の変化に気づいた。

「野菜ってあんなに味があったんですね」

それまでの彼女はサラダを食べるときにも市販のドレッシングをドバッとかけていたため、その味しか感じておらず、肝心の野菜の味を楽しんでいなかった。

ゆっくり噛むようになったことも、味を感じられるようになった大きな原因だろう。

当初、彼女には自分が食べているシーンを動画撮影してもらって、いかに速いか自覚してもらったのだ。びっくりするくらい速く食べる自分の姿を見て、はじめはショックを受けていた。

しかし、その甲斐あってゆっくり噛むようになった彼女は、様々なレタスの微妙な違い、ブロッコリーやエリンギのほのかな甘み、にんじんのシャキッとした食感、大根は切る位置によって辛味がまるで違うことなども感じられるようになった。

そして2週間が経った頃、彼女は自分が「肉を食べたい」という欲求が少なくなっていることに気づいた。「たまに食べれば十分」という感覚に変化していたのだ。

鐘が鳴る瞬間

4週間が過ぎた頃、私は彼女に会って日々の変化について聞いてみた。彼女は2週間のお試し期間が過ぎたあとも、ウェルネス・フードの習慣を続けていた。彼女に起きた最大の変化はこれだった。

「あとあとの感情がまるで違うんです！」

それまでの彼女は完全なる肉食で、超加工食品の虜だった。その食習慣を好んでこそいたが、心のどこかでいつも「ダメな自分」を感じていた。今の生活でいいわけがない。将来、体をこわしてしまうかもしれない。そんな不安が時折よぎっていた。

また、それらを食べすぎた夜に、「またやってしまった……」と罪悪感に苛《さいな》まれることもしばしばだった。

ウェルネス・フードを食べ始めてから、彼女はあることに気づく。

とても気持ちいいのだ。健康的なものを食べた「あと」にやってくる満たされた感情。体にいいことを「した」という喜び。夜寝る直前に、今日もポテトチップスを食べずに「いられた」という自己肯定感の高まり。

そういった事後の喜びの感情に包まれていることに気づいたのだ。

じつは、これこそがウェルネスの核心であり、心の中で「幸せの鐘」が鳴る瞬間なのだ。

スーパーで野菜を選ぶ。

レストランでヘルシーメニューを検討する。

フィットネスジムでパーソナルトレーナーに指導を受ける。

体験したことのない人の目には、これらの習慣は自己抑制を強いられる過酷なものに映るかもしれない。

しかし、ウェルネスを求める人々にとってはとても前向きな行為だ。ウェルネスエリートたちは、それによって数時間後に得られる幸せな感情にフォーカスする。この人たちにとっての報酬は、甘いスイーツでもなければ、高級バッグを買うことでもない。

のちにやってくる「幸福感」こそが報酬なのだ。

みずみずしい生野菜や果物を食べた「あと」にやってくる「いいことをしている」という自己肯定的な感情こそが、体と心をウェルネスにしていく。自分のことを好きになっていく。

彼女は1か月で、61キロだった体重が57キロになった。やせようと思ってダイエットを始めたわけではない。ウェルネス・フード生活に変えて栄養を取り込み、結果的にやせたのだ。見た目からも溌剌《はつらつ》としているのがわかるし、姿勢も良くなった。自信が出てきたのだろう。

彼女は笑顔でこう言った。

「やっと胸をはれる気がします」

章のまとめ

- 「味蕾」で食物の〝本来の味〟を感じられるようになることが大切
- 超加工食品で「止まらない現象」が起こる
- 昆布でご飯をほんのり塩味のする仕上がりにして、家族が気づくか試してみる
- 第6の味覚「脂肪味」が鈍ると食べすぎてしまう
- 「栄養が足りてない」を気づける食生活にすること
- 「主菜」「主食」という言葉の罠に注意。炭水化物と肉を食べすぎないこと
- メインディッシュとして野菜、果物、豆類、全粒穀物を食べる
- 皿の上をレインボー色にする
- 肉はサイドディッシュにする
- 大豆は完全無欠のタンパク質
- ゆっくり噛む
- 食前に水を飲む

Part

3

動くこと

Training

「モチベーションは始めるきっかけである。
習慣は継続させるものである」

――ジム・ライアン（アメリカの陸上選手・政治家）

1時間の運動で寿命が3時間延びる!?

前章で「食べ物」で体をウェルネスにする方法をお伝えしたので、ここでは「運動」の計り知れない効果をお伝えすることにする。運動というと苦手意識を持つ人もいるかもしれないが、本章で紹介する内容は「体の動かし方」であり、運動嫌いな人でも十分に行えるものばかりだ。

逆に言うと、健康な体を作るために激しい運動は不要なのだ。

昼休みに歩く。

駅の階段をのぼる。

子供と遊ぶ。

こういった小さな一歩を積み重ねれば、やがて健康に大きな効果をもたらす。体を動かすことは生活の動作を向上させ、思考を明晰にし、気分を良くし、肥満を避け、病気のリスクを減らしてくれる。

ハーバード大学公衆衛生大学院卒で100歳のアメリカ人医師、ジョン・シャーフェンバーグは、特定の健康状態に苦しんだり不健康な習慣を持っていたりしても定期的に運動している人は、運動をしない健康な人よりも長生きするだろうと述べている。彼は最終的に1時間の運動ごとに「最大3時間」寿命が延びると指摘している。

これは、1986年にニューイングランド医学ジャーナルに掲載された、ハーバード大学の卒業生1万7000人を対象に実施された画期的な疫学研究のデータ解釈から得られたもので、この情報は長年医療界でよく知られていたことを示している。

運動の身体的な効果にはざっと次のようなものがある。

運動の身体的効果

循環器系	善玉コレステロール（HDL）を増やし心拍数を下げ血圧を下げる。心臓発作、脳卒中、糖尿病から守る
消化器系	老廃物を処理し、便秘を解消し、結腸がんの予防が期待できる
免疫系	免疫システムを強化し、風邪のような上気道に関する病気を防ぐ
皮膚系	肌をより若々しく保ち、感触を柔らかくし、柔軟性を保つ
筋肉系	柔軟性を高め、耐久性や成長を促進。体内のミトコンドリアを増やしエネルギーを増加させる
神経系	脳からの老廃物を除去し、認知機能&注意力を高め、ストレスレベルを下げる
呼吸系	血液に酸素が多く吸収され、二酸化炭素が排除される。呼吸の安定、肺活量の改善
骨格系	関節を健康に保ち、軟骨が乾燥しないように栄養を届ける。骨密度増加、怪我防止を担う

参考文献『The Lifestyle Medicine Handbook : An Introduction to the Power of Healthy Habits』

ところが、あなたはこう思ったかもしれない。

「わかっているけど、続かないんだよ」

その気持ちは痛いほどわかる。運動が体にいいとわかっていても、運動好きの人以外にはなかなか響かないものだ。なぜなら、人間にはあるバイアスが働いているからだ。

現状維持バイアスと確証バイアス

「現状維持バイアス」（Status Quo Bias）とは、変化を避けて現状維持を選ぼうとする心理的傾向のことで、１９８８年に経済学者のウィリアム・サミュエルソンとリチャード・ゼックハウザーの『意思決定による現状維持バイアス』によって提唱された。

この心理状態では、「変えることで好転する可能性がある」ことを薄々わかっているにもかかわらず、そのための選択や行動を避けることになる。「バイアス」とは偏りや偏見、先入観のことだ。

たとえば、あなたに次のような傾向があれば現状維持バイアスが強いと言えるかもしれない。

- レストランでいつも同じメニューを注文する
- 毎日の生活パターンがほとんど変わらない
- 週末は出かけるより家で寝ていたい
- 職場で「新しい方法」を試すように言われることがストレス
- ルールを変えることに抵抗がある
- 「もう少し考えてからにしよう」と思いがち

このような思考パターンがある人は、自分が行動しないことに対して理由が必要になる。そこでさらなるバイアスを生む。「確証バイアス」(confirmation bias)だ。

確証バイアスとは、自分が持っている先入観を肯定するために、自らにとって都合のいい情報ばかりを集める心理的傾向のことだ。たとえば、あなたに「英語を上達したい」という成長欲求があったとしよう。しかし現状維持バイアスが強いと、英会話スクールに通ったり、外国人の家庭教師をつけたりすることはとても億劫であり、平穏な日常が脅かされかねない。

そこで自分が「行動しない」ことを肯定するために、「自動翻訳機が進化しているので、これからは英語を話せるようになる必要はないはずだ」といった都合のいい情報と解釈で頭を埋めようとする。はじめは「英語が話せるようになりたい」と思っていたはずが、いつしか「行動しない私の選択は間違っていない」という心理にすり替わっていく。これが確証バイアスだ。

現状維持バイアスや確証バイアスのことを「認知バイアス」などと呼ぶ場合があるが、これらのバイアスが連鎖的に起こり始めると、生活に変化を起こすことはとても難しくなる。こうして自分の成長を阻害してしまう。

運動を習慣化する3ステップ

このようなバイアスが働いたとき、どうやって運動を生活に取り入れることができるかが課題だ。

そこで3つのステップを推奨したい。

❶バイアスを認知する

まずは現状維持バイアスや確証バイアスの存在を認知すること。何かを始めようと思ったときにそれをやめさせようとする気持ちが湧き立ったら、「今、バイアスが働いているな」と気づくこと。こうすることで、「現状維持バイアス↓確証バイアス」の負の連鎖を防ぐことができる。

そして大切なことは、悪いのは人間に元々備わっているバイアスのせいであり、自分は悪くないと思うこと。多くの人は必要以上に自分を裁いてしまう。「行動を起こせないのは自分の意志が弱いせいだ」と。問題はやる気や意志の力ではない。認知バイアスという限りなく生理現象に近い存在のせいなのだ。

❷ 小さく始める

「目標」を小さくする。たとえば「1日1万歩」といった目標ではなく、「1日100歩」。これは距離にすると60〜70メートルで、時間にするとせいぜい1分だ。

私の運動嫌いの知人は、自分のあまりの運動不足が心配になり、「ゴミが溜まったら歩く」という小さな目標を立てた。家の中にゴミが溜まったら、靴を履き、それを外に出しに行く。そのついでに5分や10分だけ歩く。

逆に「ゴミが溜まっていない日は歩かなくてもいい」と決めたことで精神的にとても楽になったようだ。彼女はその結果、歩くことが好きになり、人生で初めて運動が習慣になったのだ。

大切なことは、時間や回数をわざわざ狙って増やすのではなく、あくまで小さな目標を達成し続けることだ。『TINY HABITS』の著者でスタンフォード大学行動デザイン研究所のBJ・フォッグは著書の中でこう書いている。

「ある行動の実行が簡単であればあるほど、習慣化する可能性が高まる」

私の知人で「1日1野菜」という目標を立てた人がいるが、彼は今では毎日10種類程度の野菜を食べている。

❸ 習慣化する

最後は「習慣化」だ。そもそも❶と❷は習慣化のためのプロセスだ。「習慣」とは、長い間繰り返すうち、そうするのが決まりのようになること。1日の行動を振り返ったときに、朝起きてカーテンを開けたり、歯を磨いたり、シャワーに入ったり、朝食にフルーツを食べたり、会社の近くのコーヒーショップでコーヒーを買ったり、職場に着くとデスクを拭いたりといった、ほとんど無意識のうちに当たり前のように行っているのが習慣だ。

❷で決めた「小さな目標」を、どうすれば自分の1日の行動の中に習慣として組み込むことができるか考えてみてほしい。

習慣化のための「スナック運動」

運動を毎日の生活の中に無理なく入れ、習慣化するために「エクササイズ・スナック」という言葉を覚えておくといいだろう。エクササイズ・スナックとは、まとまった時間を確保して運動するのではなく、スナック（軽食）を食べる感覚でスキマ時間に体を動かすことだ。

最新の研究によると、1日を通して短時間の運動で構成されるスナック運動は、代謝を促進し、持久力を高め、長時間座っていることで起こる筋肉の老化を食い止めることができると言われている。

エクササイズ・スナックの考え方は元々、強度の高い「HIIT」などのインターバルトレーニングから来ているが、そこまで強度のある運動ではなくても、1、2分ほどの「1日の生活の流れに沿って実行可能な運動」でも効果が期待できるし、習慣化しやすい。


寝起きにベッドに横たわったままエクササイズを行う。

バスでひと駅分の距離を歩いてみる。

駅でエスカレータを使わず、階段をのぼる。

職場のコピー機に溜まった資料を、担当者に持って行く係になる（歩数を稼ぎながら、感謝もされる！）。

子供と遊ぶ。

犬の散歩をする。

風呂上がりにスクワットを数回だけ行う。

歯磨きのときにかかとを上げる。


このように、アイデア次第で、運動を取り入れることはいくらでもできるはずだ。ポイントは「生活の中」に組み込むこと。思い出したときにたまに行っても効果は小さく、毎日行うことで力を発揮する。

また、生活動線を思い浮かべて、その道筋に健康器具を置いておくのも効果的だ。毎日かならず使う風呂場の前に体重計を置いておけば乗る習慣がつくし、洗面所の前に青竹踏み（私はこれがお気に入り）を置いておけば確実に乗る。食卓にある茶碗をワンサイズ小さくしておけばご飯の量が減るし、ダイニングテーブルにアナログ時計を置いておけば、針の進みを見ながら「ゆっくり噛む」習慣が身につく。

いわばウェルネスの自動化だ。

こうしていくと自宅が健康ランドのようになって楽しくなる。小さな目標を立てて、無理なく始め、習慣化し、やがて楽しくなる。

こうして生活の中でスナック運動を実践したり、健康器具を活用したあとは自分を褒めてあげよう。『ＴＩＮＹ ＨＡＢＩＴＳ』の著者、ＢＪ・フォッグはこれを「celebration」――祝福と呼んでいる。一つひとつの運動のあとに自らを祝福すると、脳内の報酬システムに関わる神経伝達物質・ドーパミンの生成を促し、新しい習慣を脳に定着することができるのだ。

運動は食欲を抑える

スキマ時間に行うちょっとした運動で本当に効果があるのか疑わしいという人もいるかもしれないが、これらを行うのと行わないのとでは体への影響に大きな差を及ぼす。
たとえば、1日に7・5時間ほど長時間座った姿勢でいる人は、食後血糖値や脂肪値、インスリン感受性などが悪化する可能性があるが、たとえば30分おきに2分程度歩くだけで効果的だし、筋肉を劣化させずに維持できる。

また、運動によって代謝が活発になると、「イリシン」という成分が分泌されることがわかっている。イリシンはホルモンの一種。脂肪細胞には、中性脂肪を溜め込む白色脂肪と、熱エネルギーとして消費する褐色脂肪細胞があり、イリシンは白色脂肪組織を褐色脂肪組織に変える遺伝子を活性化させ、体内の脂肪燃焼を助ける役割を持っている。

イリシンは年齢を重ねるごとに減少していくと言われているが、運動はその減少を緩やかにしてくれる。

さらにイリシンには食欲を抑制してくれる可能性があり、とても注目されている。

ゼロトレとスロースクワット

生活の中にスナック運動を取り入れる準備ができたところで、習慣化しやすい4種類のエクササイズを134ページからご紹介しよう。

はじめの3つは、私が開発し、書籍がシリーズ120万部を超えた『ゼロトレ』の代表的なエクササイズだ。これらは「寝たまま」行うことができるので、朝起きたときや夜眠る前にベッドで行うことができる。

体の関節は加齢とともに縮んでくる。それによって姿勢が悪くなり、体は硬くなり、負荷がかかる。

ゼロトレはその縮みを解消し、各部位を元の位置「ゼロポジション」に戻すエクササイズだ。これによって体の縮みやゆがみが改善し、体に羽が生えたように軽くなる。ここで紹介するのは主に、肩、腰、股関節をゼロポジションに戻すゼロトレだ。毎日の暮らしに取り入れることで、肩こりや腰痛、股関節の硬さなどを軽減できるだろう。

4つ目は、風呂上がりにできる「スロースクワット」。たった3回で太ももや背中などの大きな筋肉が鍛えられ、やせ体質になるスグレモノだ。

ぜひ、生活に取り入れてもらいたい。

ゼロトレ
1

腕の上げ下ろし

朝起きたときや寝る前にベッドで行うのがおすすめ。首、肩、背中、腰がラクになる。

3セット

1 仰向けで両膝を立てる

クッション（枕でもOK）を２つ重ねて、その上に頭頂部まで乗せ、仰向けになる。両膝は立てる。

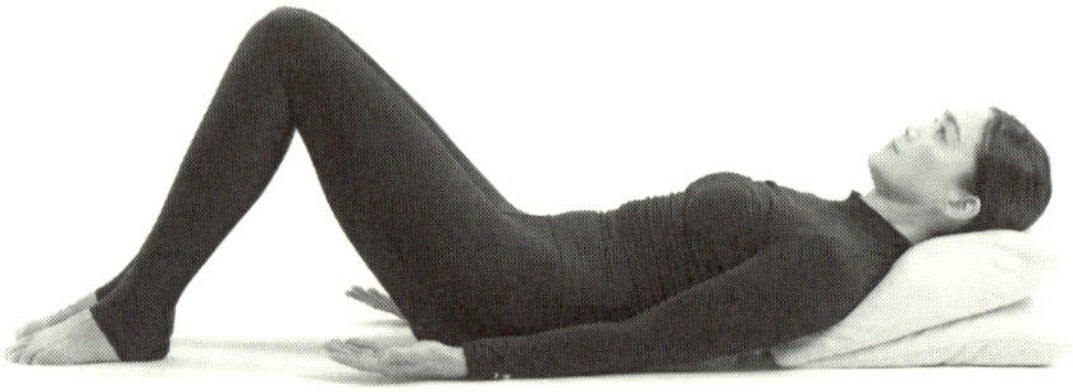

2 腕を上げていく

息を吸いながら両腕を上げていく。

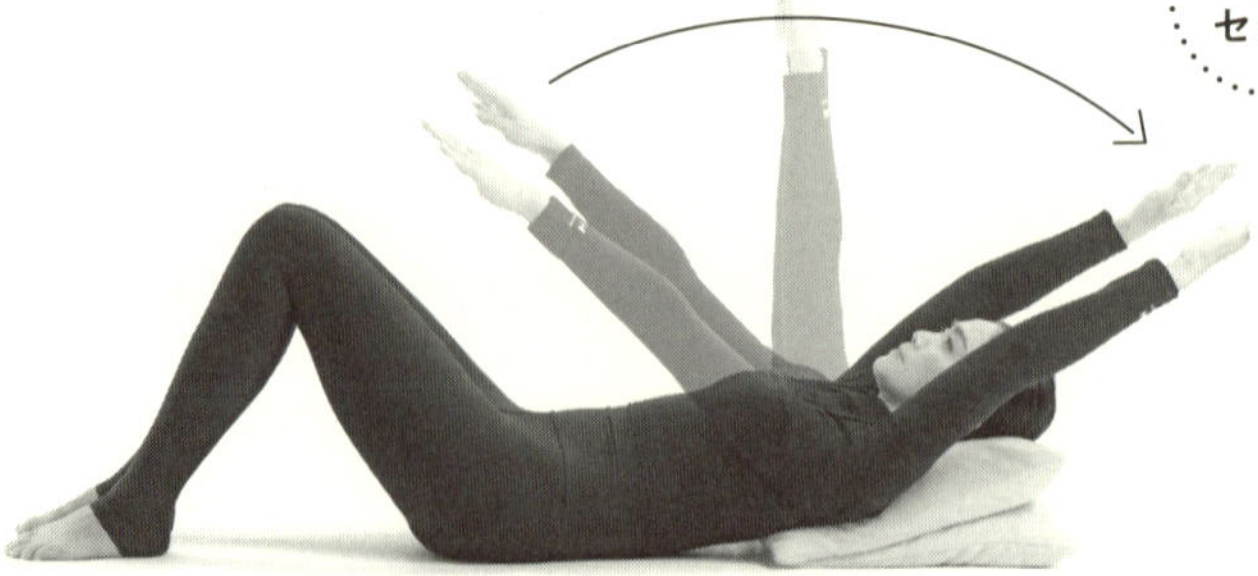

3 腕をぐるっと回す

息をゆっくり吐きながら、腕を大きく回して下ろしていく。このとき、両肩が床のほうに落ち、胸が開くのを意識して。

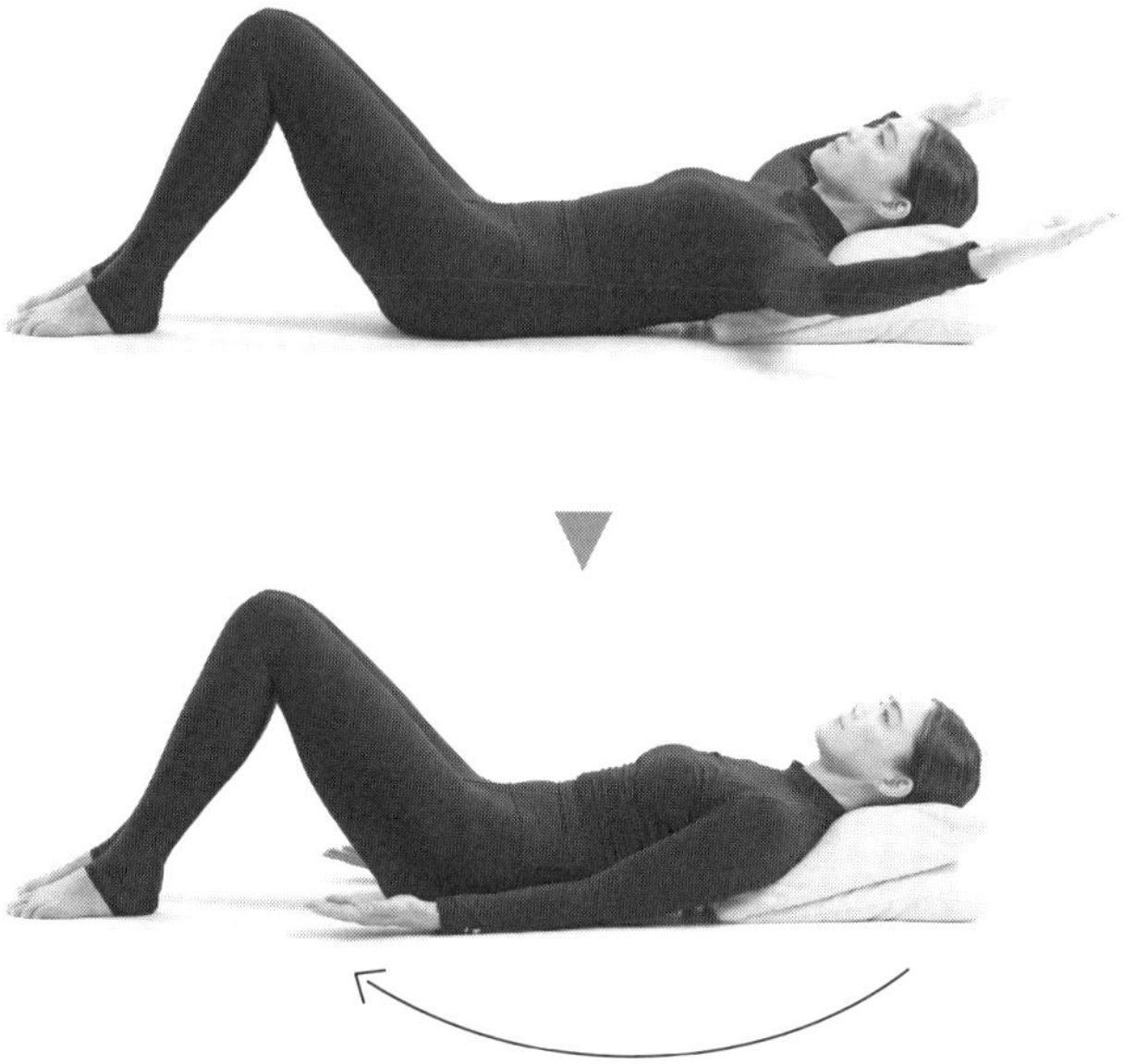

ゼロトレ
2

股関節伸ばし

朝起きたときや寝る前にベッドで行うのがおすすめ。股関節、腰がラクになる。

3
セット

1 両膝を抱える

クッション（枕でもOK）をお尻の下に敷き、両膝を抱える。

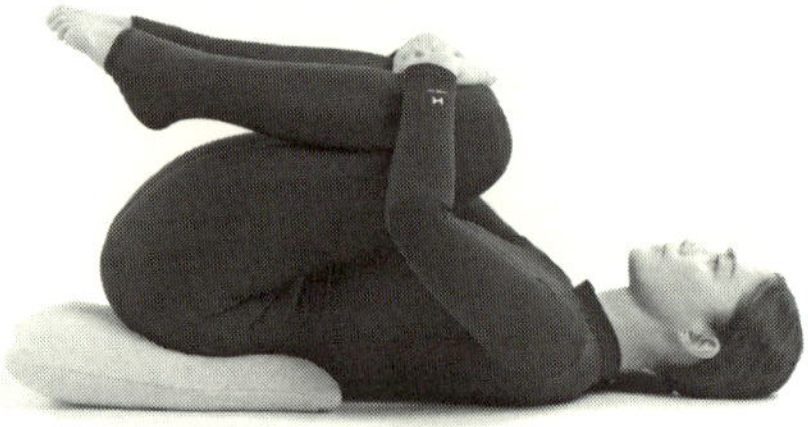

2 片脚を上げ、下ろしていく

息を吸いながら、右膝を抱えて右肩のほうに引き寄せ、左脚を上に伸ばす。息をゆっくり吐きながら、左脚を床に下ろしていく。反対脚も同様に。

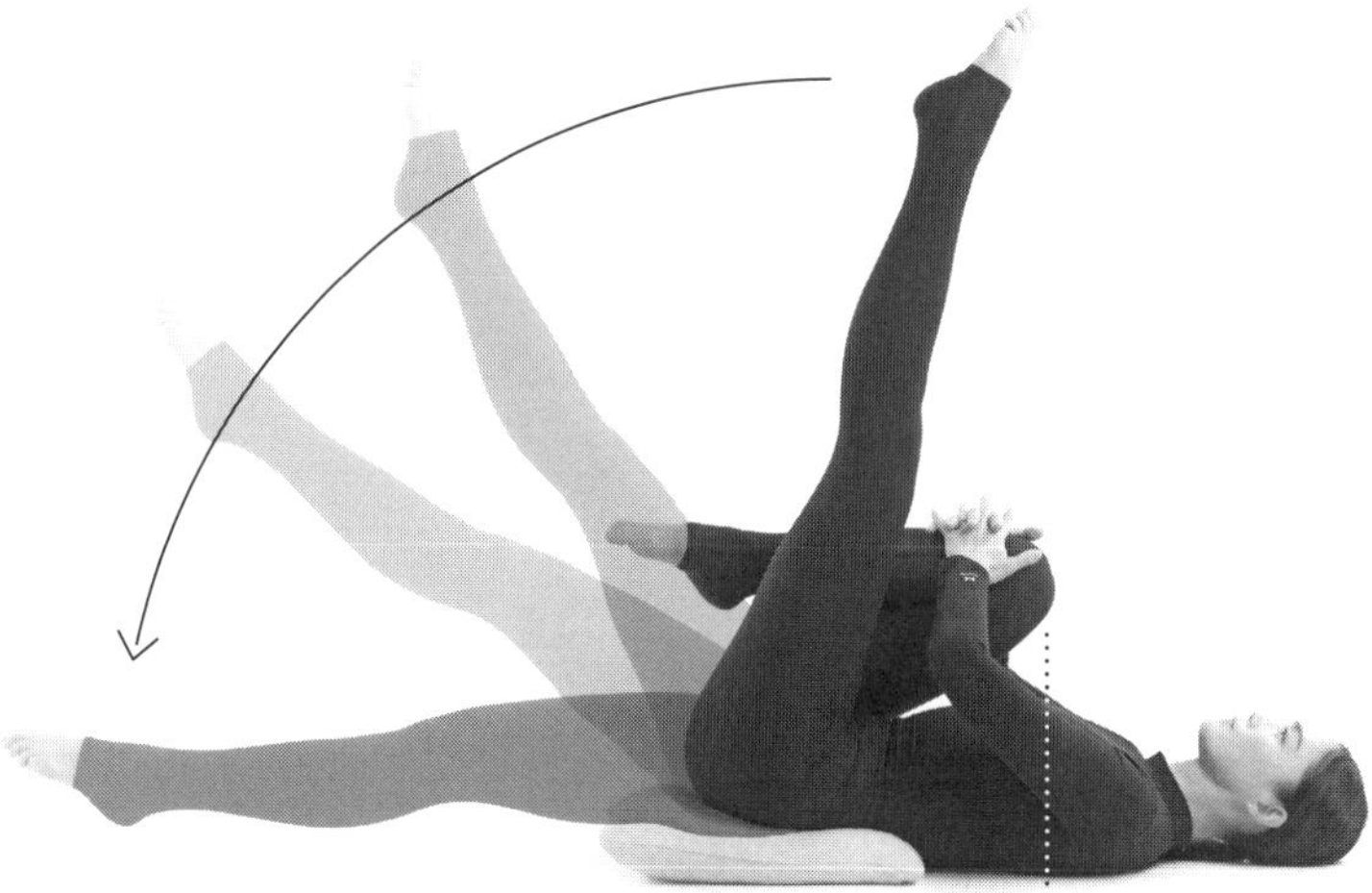

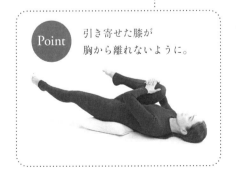

Point 引き寄せた膝が胸から離れないように。

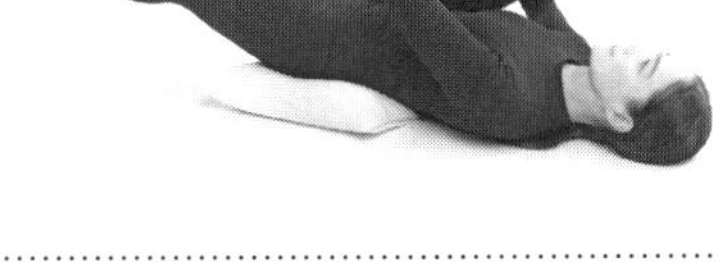

ゼロトレ
3

脚4の字

朝起きたときや寝る前にベッドで行うのがおすすめ。
お尻、腰、背中がラクになる。

3
セット

1 脚で4の字をつくる

クッション（枕でもOK）をお尻の下に敷き、左足のくるぶしを右膝上に引っ掛けるようにして4の字をつくる。

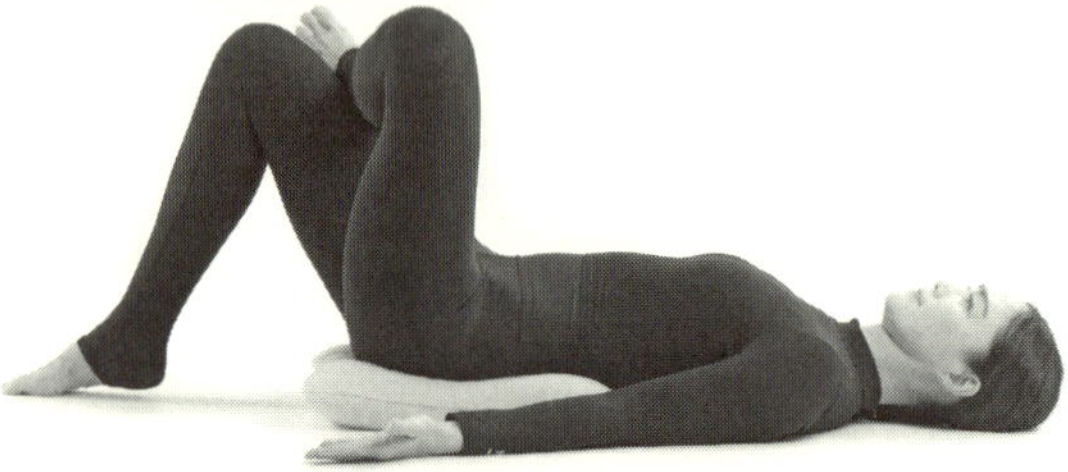

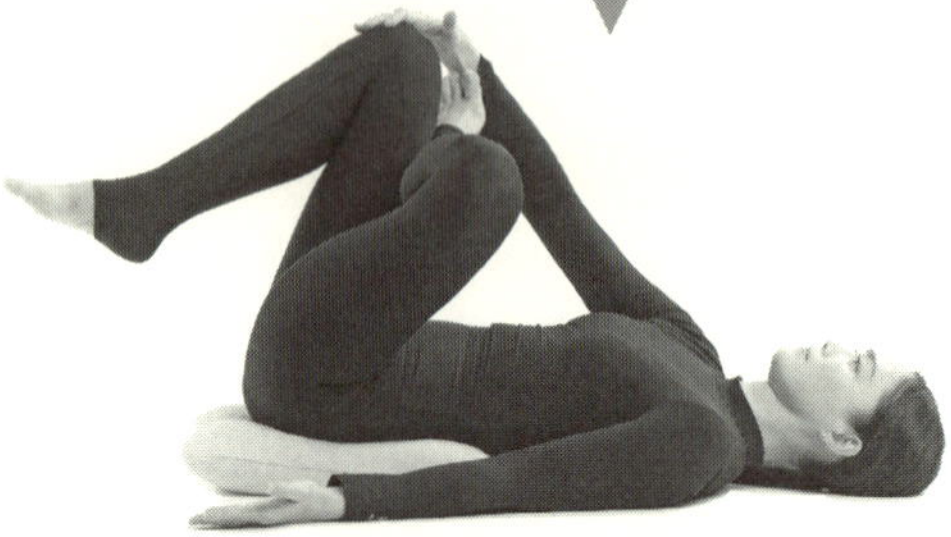

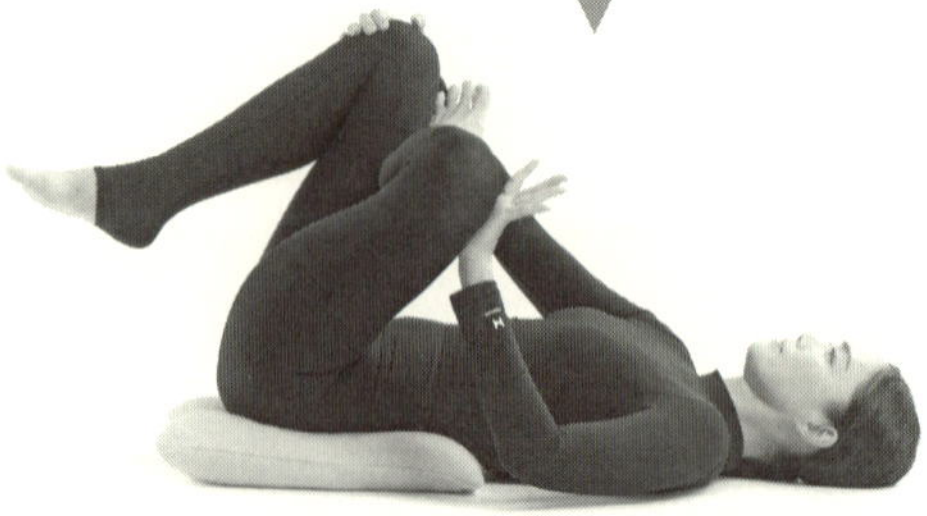

2 左を押し、右を引き寄せる

左手で左膝を前方に押し、右手で右膝を顔のほうに引き寄せ、左右の脚が反対方向に引っ張り合うようにする。このときお尻がグーッと伸びるのを感じて。反対側も同様に。

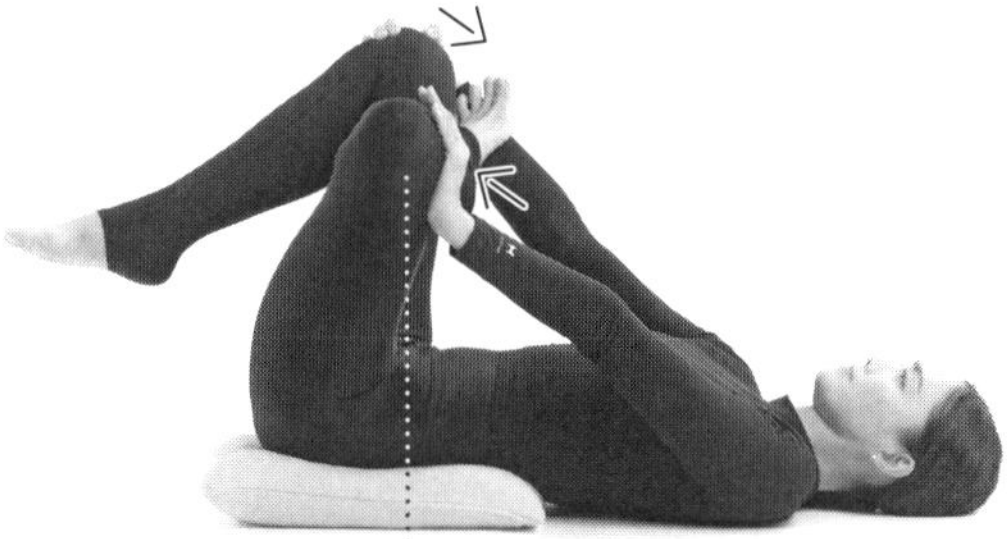

Point

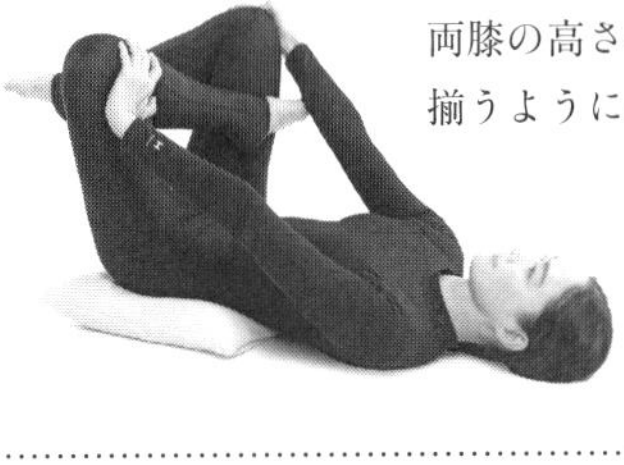

両膝の高さが揃うように。

スロースクワット

お風呂上がりなどにおすすめ。お尻をキュッと上げたり、基礎代謝が上がってやせ体質になる効果がある。

3回

1 両足を肩幅に広げて立ち、
両手は腰に当てる

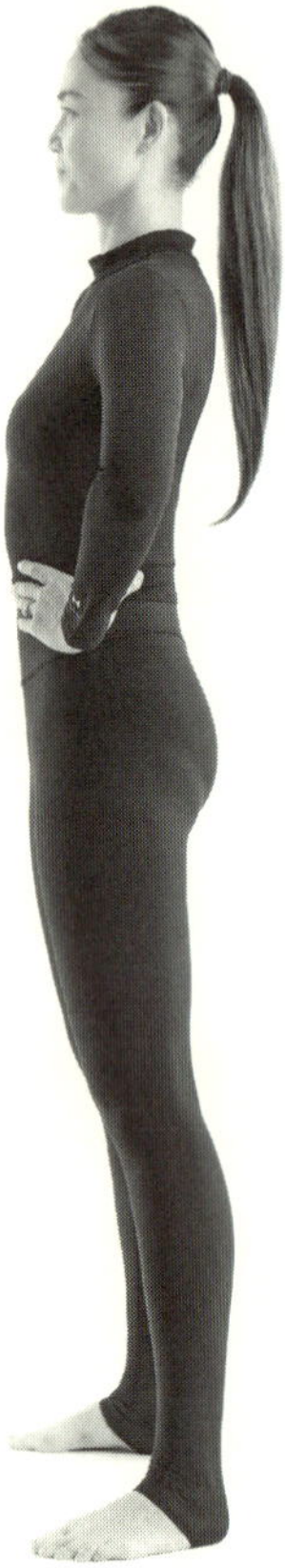

注：妊娠中の方や膝に痛みのある方は、医師に相談の上行ってください。

2 腰をゆっくり下ろしていく

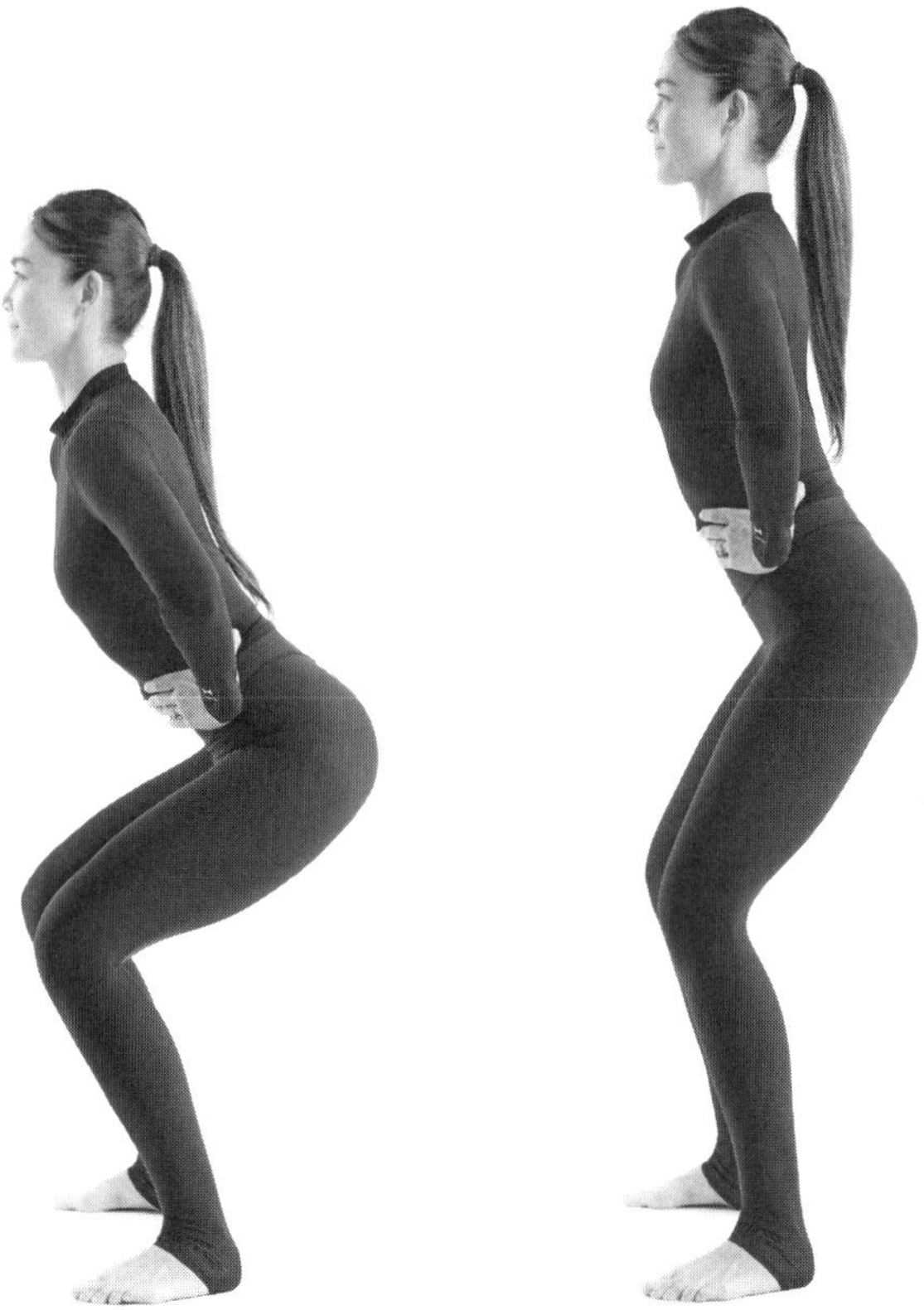

章のまとめ

- 1時間運動するごとに、寿命は最大3時間延びる
- 現状維持バイアスと確証バイアスがあることを知る
- 目標は小さく。習慣化が大切
- 習慣化の鍵は「スナック運動」
- 運動は無駄な食欲を抑える
- ゼロトレのススメ

Part

4

眠ること

Sleep

「私は〝睡眠力〟によって傷とか病気を秘かに治し、
今日まで無病である。
私は〝睡眠力〟は〝幸福力〟ではないか、と思っている」

——水木しげる（漫画家）

1回4秒しか眠らない生物とは

地球上のすべての生物は眠る。草食動物であるゾウやキリンは短時間睡眠で知られている。1日の睡眠時間はゾウが2~3時間、キリンに至っては30分~1時間と短い。草食動物が主食とする草や葉は食物としての熱量が弱いため、1日の大半を「食べる」ことに費やしている。

また、野生においては肉食動物に襲われる危険性もあるので、ゆっくり眠ることができない。そのため、1~5分の短時間睡眠を何度も繰り返すことになる。

ペンギンの中には1回の睡眠がたった4秒という超ショートスリーパーもいて、これを1日に1万回も繰り返す。これも外敵から身を守るためだ。

一方、「ゆっくり寝る」生物もいる。ヒグマは若い頃、8時間程度眠ると言われているし、歳をとると12時間以上眠ることもしばしばある。また「冬眠」もする。春が来るまでの3〜4か月もの間、飲まず食わず、排泄も溜めたまま浅い眠りについている。ちなみに我が家のタイニープードル（といってもトイプードルくらい大きいのだが）は、1日10時間以上寝ている。

動物たちは自分の環境に適応した眠り方を知っているのだ。

起きているとき、脳に何が起きているのか

他の生物と同じように、人間にとっても睡眠は健康の基礎を作る。

多くの人は1日のうち16時間起き、8時間眠る。

眠っている間に「回復」と「再生」を行うが、これが極端に短くなってしまうと肥満になり、高血圧、糖尿病、心疾患、脳血管疾患、認知症、うつ病など様々な病気の発症リスクが高まることがわかっている。

日本人の男性労働者4万人を7年間追跡した調査によると、1日の睡眠時間が5時間未満の人は、5時間以上の人に比べて肥満になるリスクが1・13倍になった。

また、日本の男性労働者2282人を対象に14年間追跡した調査によると、1日の睡眠時間が6時間未満の人は、7時間以上8時間未満の人と比べて、高血圧、心筋梗塞、狭心症といった心血管疾患になるリスクが4・95倍も高くなることがわかった。

「肥満と睡眠」の関係を調べた実験もある。シカゴ大学のイブ・ヴァン・カウター博士は、8時間半の睡眠グループと4〜5時間の睡眠グループを5日間調査した。すると、後者は2日目ですでに食欲が増すことがわかった。

これによって1年間を通して5キロ、10キロと体重が増えてしまう可能性があるのだ。

起きている時間が長ければ長いほど「アデノシン」という物質が脳に溜められていく。この物質が増えれば増えるほど「眠りたい」という欲求が高まる。アデノシンは眠るように圧力をかけてくれるので「睡眠圧」の成分と言える。夜になると眠くなるのは、この睡眠圧が大きくなったためだ。

成人の場合、一般的に8時間ほど眠ることで睡眠圧がリセットされる。ところが睡眠が不足していると眠りたい欲求が残ったままの「睡眠負債」の状態になる。昼寝やうたた寝をすると眠気を起こすアデノシンをリセットしてしまうため、夜に眠れなくなってしまう。

カフェインとNASAの「蜘蛛の巣」実験

仕事のパフォーマンスを上げるために「カフェイン」に頼る人がよくいる。ただ、これには注意が必要だ。なぜならカフェインは、合法的な精神活性刺激物質であり、中毒性が極めて強いからだ。

カフェインと聞くとその代表格はコーヒーだが、それ以外にもいろいろな食品、医薬品に含まれる。紅茶、チョコレート、エナジードリンク、コーラ、鎮痛剤など。

カフェインには中枢神経を覚醒させることで集中力を向上させたり、倦怠感を抑制させたりする効果がある。なかでも、多くの人が頼るのが眠気を覚ますことだ。では、なぜ、コーヒーを飲むと眠気が去っていくのだろう。

カフェインにはアデノシン（睡眠圧）をブロックし、眠気を閉じ込めてしまう作用があるのだ。「眠い」という感覚をハイジャックし、どこかに連れ去っていってしまうのがカフェイン。これは疲労が回復したわけではなく、一時的に眠気を連れ去ったに過ぎない。ところが、本人は疲れや眠気が飛んで「快調」だと錯覚してしまう。だから、疲れたときや眠いときにカフェインを摂ることが常態化していく。人はこうして「カフェイン中毒」になっていくのだ。

日本中毒学会の調べによると、日本国内でカフェインを多量に含む眠気防止薬やエナジードリンクの急性中毒者は、2011年からの5年間で101人が救急搬送され、そのうち7人が心停止、うち3人の死亡が報告されている。

人によっては1グラム（1000㎎）程度の摂取で中毒症状が出始め、2グラムの摂取で多くの人に中毒症状が見られ、5グラムで重篤な副作用が現れ、7グラムで致死量になる。カフェインはそれくらいの危険性を孕んでいることを知っておきたい。

欧州食品安全機関（EFSA）は、健康な成人における1日のカフェイン摂取量の上限を「400㎎」にしている。

コーヒー1杯（150㎖）に含まれるカフェインは約90㎎、紅茶は45㎎、玉露のお茶は240㎎、その他チョコレートやコーラ、エナジードリンクにも含まれているので、コーヒーを数杯飲んでチョコレートを食べたり、エナジードリンクを飲んだりすれば、1日の上限にすぐ届いてしまう。

通常、カフェインの効き目のピークは摂取してから15分ほどでやってくる。「眠い→コーヒーを飲む→30分後に目が覚める」というリズムだ。

摂取したカフェインが体内から50％程度排出されるのに5～7時間かかり、脳から完全に浄化されるのには約12時間かかる。つまり、完全に消えるまでになんと半日かかるのだ。

私の周囲にも「1日3杯以上コーヒーを飲む」という人がたくさんいる。そのルーティン（日課）は次のようなパターンだ。

カフェイン・ルーティン

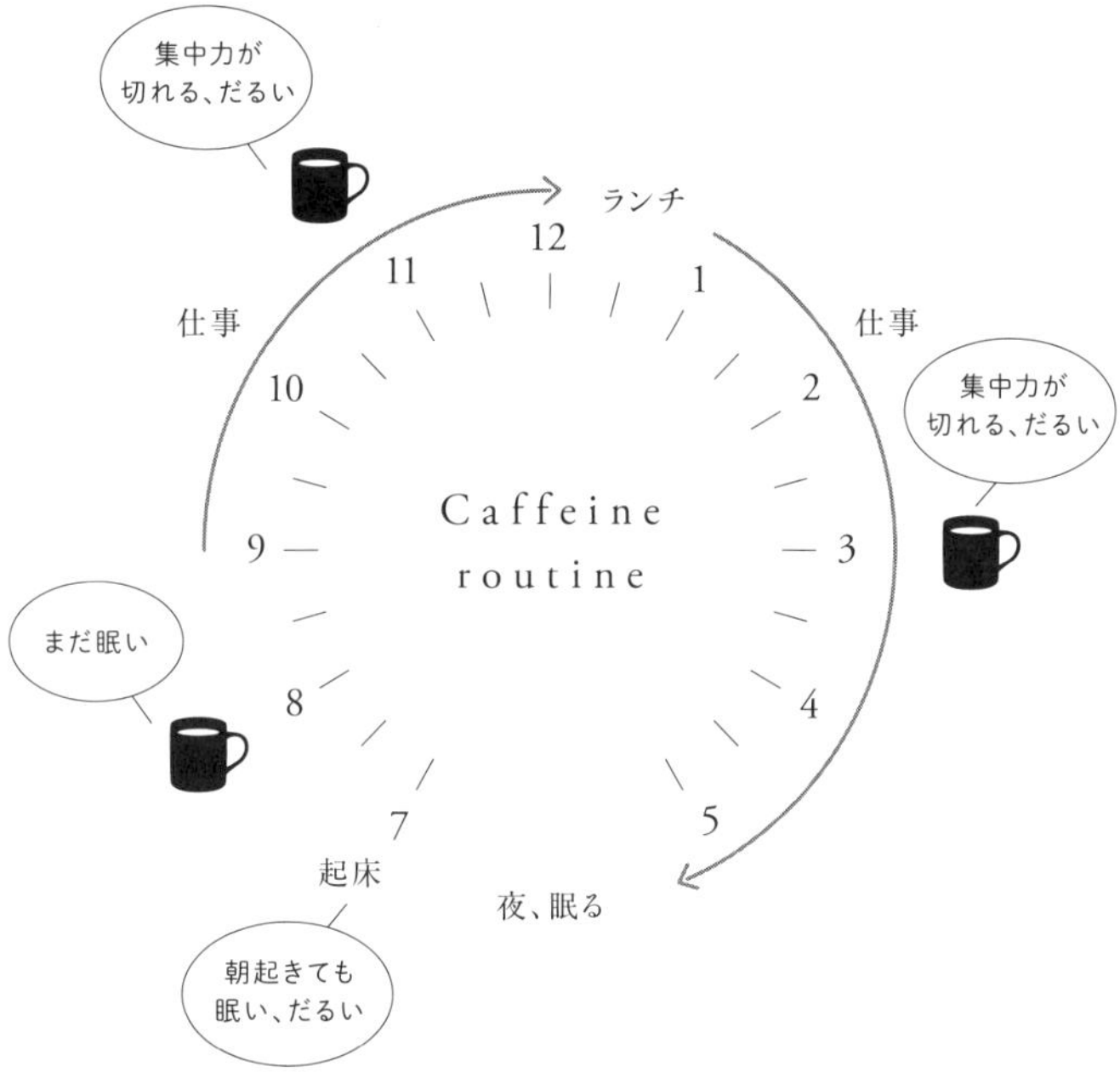
集中力が
切れる、だるい
ランチ
12
11
1
仕事
仕事
10
2
集中力が
切れる、だるい
Caffeine
routine
9
3
まだ眠い
8
4
7
5
起床
夜、眠る
朝起きても
眠い、だるい

コーヒーがチョコレートやエナジードリンク、コーラなどに置き換わっても同じことだ。このルーティンを繰り返す人たちは大抵このように言う。

「私はコーヒーを飲んでも夜眠れる」

しかし、つねにカフェインでアデノシン（睡眠圧）をブロックしている状態なので、深い眠りにはつけず、夜中に起きてしまったり、日中も倦怠感と闘ったりすることになるだろう。

カフェインについてのユニークな実験がある。

１９８０年、ＮＡＳＡ（アメリカ航空宇宙局）は蜘蛛にＬＳＤ、スピード、マリファナなどの強力な薬物と、カフェインを与えて、それぞれによってノーマル時と比べて「蜘蛛の巣」のつくりがどう変わるかを実験した。

その結果、最も乱れた（混乱した）蜘蛛の巣になったのはカフェインを与えたときだった。つまり、カフェインは、他の依存性薬物よりも、蜘蛛の巣を作る能力をかなり深刻に阻害することがわかったのだ。

NASAの蜘蛛の巣実験

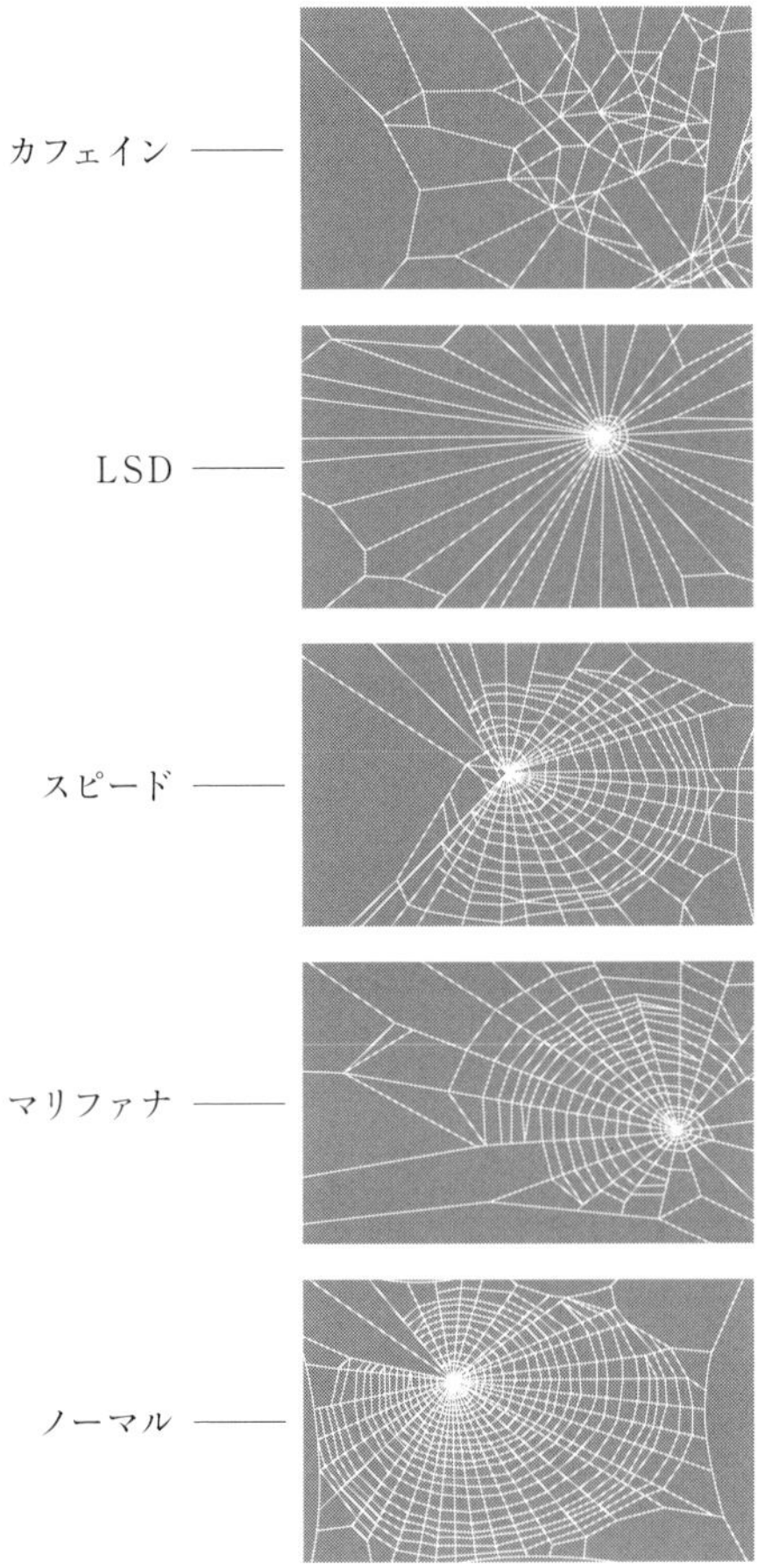

カフェインを排出する力は加齢とともに衰えてくるので、たとえば「コーヒーは午前中に1杯だけ」と決めるのがいいだろう。

ノンレムとレムの真実

「ノンレム睡眠」と「レム睡眠」という言葉を聞いたことがある人も多いだろう。ノンレム睡眠は深い睡眠、レム睡眠は浅い睡眠とされ、一晩眠るときにこれらを90～120分周期で4、5回繰り返すと言われている。

この2つにはそれぞれ異なる役割がある。

深いノンレム睡眠は、脳の休息や体内組織の修復、免疫力の回復を。

浅いレム睡眠は、脳を活動させて思考の整理や記憶の定着を。

人は眠っているときに寝返りをうつが、あれはノンレム睡眠とレム睡眠、どちらのときかわかるだろうか？

脳が活動しているレム睡眠のときに体が動きそうなものだが、答えは逆だ。寝返りをうつのは、深いノンレム睡眠のときだけだ。

一方、浅いレム睡眠のとき、体はほとんど動かない。思考を整理したり、記憶を定着させたりするために脳を活発にしているため、他にエネルギーを使わないようにしているわけだ。夢はレム睡眠のときに見る。前の日に考えたことや、未来に対する不安などが夢となって現れるのは、思考や感情を整理するためだと言われている。

「寝たらスッキリした」

そんな経験がないだろうか。前日に不安や感情の昂《たかぶ》りがあってあれこれ考えてもまとまらなかったにもかかわらず、寝た翌朝にはそれらが「小さなことに思える」「なるようになると開きなおれた」といった状態になる理由は、眠っている間に脳が活発に動いてそれらを整理してくれたからだ。

ストレスに対する耐久性を睡眠は上げてくれる。「時間が解決する」の正体は、睡眠中の脳によるものだ。

だから、くよくよ考えているときは、とにかく寝ることなのだ。

眠れないときは睡眠導入剤を飲むべきか

眠れないからと「睡眠導入剤」を服用するケースがある。この是非は医師に相談することと、副作用の少ない薬を選ぶことを前提とするが、ここでは安易に飲まないほうが良いという注意喚起を行っておく。

アメリカのスクリップス研究所のダニエル・F・クリプキ博士らは、睡眠導入剤を処方された1万529人を平均2・5年にわたって追跡調査したところ、処方量が多くなるに従って死亡リスクとがんの発症リスクが高まることがわかった。

1年当たりの処方量別に死亡リスクを見てみると、睡眠導入剤を飲んだ人は飲まなかった人に対し、0・4〜18錠で3・6倍に、18〜132錠で4・43倍に、132錠以上で5・32倍に跳ね上がった。

つまり死亡リスクは、年間18錠未満でも3倍以上になるし、毎日服用しているような人だと5倍以上になるということだ。


では、なぜ死亡率が上がったのか。


通常よりも感染率が上がったためだと言われている。

深いノンレム睡眠には免疫機能を活性化して、感染症を防いでくれる役割がある。ところが、薬物によって得た睡眠は、自然な睡眠と比べて免疫回復効果が得られにくい。

これは、感染症にかかりやすい高齢者にとってはとても危険だ。新生児と並んで最も免疫力が弱いのは高齢者だからだ。

また、睡眠導入剤を服用することで、まるで二日酔いのようにフラフラすることがある。これによって転倒リスクや運転中の集中力低下が起こりやすくなる。私の母もそうだが、高齢者は夜中に何度もトイレに行きがちだ。このときにフラフラしてしまうと転倒して重篤な症状を引き起こしかねないので注意が必要だ。

とはいえ、睡眠導入剤がないと眠れない人もいるだろう。その場合は、必ず医師への相談の上で服用してほしい。

Start School Later運動

このように睡眠研究が進む中で、子供たちを迎える学校にも新たな動きが出てきている。私の11歳の息子が通うニューヨーク州では、最近、始業時間を30分ほど遅くした公立学校がある。このような「Start School Later」（始業時間を遅くする）という動きがアメリカの各地で起き始めている。

理由は、子供たちの睡眠時間を確保するためだ。

ミネソタ州のイーダイナでは、「早寝早起き習慣」というそれまでの常識を覆し、生物学的に妥当な時間に登校させる機運が高まっている。

ティーンエイジャーの始業時間を午前7時25分から8時30分に遅らせたことで、子供たちはそれまでに比べて「43分間」多く睡眠をとることができるようになった。すると、驚くべきことが起こる。

成績優秀者のＳＡＴ（大学進学適性試験—Scholastic Assessment Test）の口頭試問（面接官からの質問に口頭で答えていく試験）の平均点が６０５点から１５６ポイントアップして７６１点に上昇、数学のスコアは６８３点から56ポイントアップして７３９点に上昇したのだ。

スコアが上がった要因はひとつに限定できるわけではないものの、睡眠時間が長くなったことによるこの変化は注目に値する。スコアが上がることで、進学校も変わり、その後の人生まで大きく変わる可能性があるのだから。

日本の５０００人以上の小学生を追跡調査した研究では、睡眠時間が長い子供ほど全般的に成績が良く、ＩＱが高いという結果が出た。睡眠時間が長い子供は短い子供に比べて40〜50分長く眠っていたそうだ。

「Start School Later」の動きは日本でも広まりつつある。

睡眠不足だと嘘をつく⁉

こうした睡眠を重視した傾向は、世界的企業にも広がりつつある。社員の働きぶりを大きく左右するからだ。

睡眠不足は「気分」に大きな影響を及ぼす。企業においてこれは深刻な問題を引き起こしかねないし、社員の睡眠不足によって会社の評判に傷がつくことさえある。

睡眠不足は気分を憂鬱にさせる。生産性、効率性、やる気、幸福感が下がるので、仕事への悪影響があるし、こうなるとそもそも自分の仕事があまり好きではなくなる。睡眠が足りていない人の脳をスキャンすると、感情的な衝動の抑制に重要な役割を果たす前頭葉がオフラインになってしまうという研究もある。その結果、感情が不必要に昂ったり、選択や意思決定が雑になったりする。

ワシントン大学フォスタースクールオブビジネスの研究者、クリストファー・バーンズ博士によると、睡眠が「6時間以下」の人は、翌日に「嘘」をつく可能性が高いという。経費精算の請求書に嘘の申告をする傾向が増すというのだ。

また、自分のミスを他の社員のせいにしたり、逆に、他人の手柄を自分のものにしたりする傾向も強いという。

もしも、あなたが会社で普段はするはずのない言動をしていたり、つくはずのない嘘をついたりしたら、昨晩の睡眠不足が原因かもしれない。上司がそのような態度を取っていたら、彼もまた睡眠不足かもしれない。

仕事における自己管理とは、つまり、前の晩に「よく寝る」ことに他ならない。これらを踏まえ、ゴールドマン・サックスやプロクター・アンド・ギャンブル（P＆G）は従業員に無償で「睡眠衛生コース」を提供したり、生活リズムを改善するための高級な照明が社内に設置されたりしている。

世界的な大企業がそれだけ睡眠を重要視しているということだ。

また、社員の「朝型夜型」に注目している企業もあるので、次に紹介しよう。

「早寝早起き」は本当に正しいのか

人間には生まれつき備わっている体内時計のパターンがある。これを「クロノタイプ」という。早起きが得意で午前中からスイッチが入る「朝型」の人もいれば、朝起きるのが大の苦手で活躍できるのは夕方からという「夜型」の人もいる。朝型を「ひばりタイプ」、夜型を「ふくろうタイプ」と言ったりもする。

これは多くの場合、遺伝子で決まるとされていて、そう簡単に変わるものではない。たとえば夜型の人は、両親のいずれかが同じように夜型のケースが多い。

朝型の人の中には「目覚ましがなくても自然と起きられる」という人もいるし、起きた直後からトップスピードで仕事や家事をこなせる人も多い。これによって社会的信用を得られることもある。

一方、夜型の人は社会的に不当な扱いを受けることが多い。社会は朝型を中心に成り立っているからだ。大抵の職場や学校は朝早く行かなければならないし、午前中にだるそうにしていれば「やる気がない」と思われてしまう。調子が上がってきた夜に会社に残っていると「残業するな」と言われる。夜型にとってはなかなか生きにくい社会なのだ。

ちなみに兄弟や姉妹であっても、早起きで朝からチャキチャキ用意できる子と、夜ダラダラ起きていて朝が苦手な子に分かれることがよくある。親は後者に対して「だらしない」と叱りがちだが、クロノタイプが異なるだけかもしれない。

動物には「昼行性動物」もいれば、「夜行性動物」もいる。人間もどちらかに分かれるということだろう。

Googleやナイキなどの世界的企業はいち早く「フレックス制」を導入した。社員の働きやすさやミーティング時の時差などを考慮に入れた制度だが、理由はそれだけではない。朝型の社員もいれば、夜型の社員もいるからだ。これによって社員は自分のクロノタイプに合った時間をチョイスし、仕事をすることができる。

ティーンエイジャーを迎える学校が「Start School Later」の動きを活発にしている

のと同じように、フレックス制は「Start Work Later」でもある。

これによって夜型の人は、社会的に不当な扱いを受けなくて済むし、自らを「朝が弱いダメな人間」と裁く必要がなくなる。これは心理的ストレスを軽くする意味でも、とても大切なことだ。


人類は昔、洞窟で添い寝して暮らしていた。皆が同時に8時間眠ってしまったら、外敵に襲われたり食べられたりするリスクが増えてしまう。そこで、人によって眠る時間を「ずらす」ことで自分たちの身を守るようにした。これが、朝型と夜型の遺伝子に分かれた起源だという説がある。

自分のクロノタイプは、インターネットで「クロノタイプ　診断」などで検索すると調べることができる。夜型の人はタイプを知ることで自らを責める必要がなくなるし、社会がそれに対して寛容であれば皆が幸せに暮らせるように思う。

正しい睡眠とは？

日本人は睡眠時間が短いと言われる。実際はどうなのだろう。

ＯＥＣＤ（経済協力開発機構）がまとめた日本を含む33か国の平均睡眠時間の２０２１年のデータによると、１日当たり最も長いのが南アフリカの９・21時間、２位の中国が９・03時間、３位のアメリカは８・85時間だった。

短い国は３位から書こう。

ワースト３位はスウェーデンで８・05時間。

ワースト２位は韓国の７・85時間。

そしてワースト１位は日本で７・４時間だった。

ちなみに、日本の中でも東京の人たちの睡眠時間はとても短く、平均５・44時間というデータもある。東京は、世界一眠らないのだ。

これまで見てきたように、睡眠不足には何ひとついいことがない。肥満になるし、健康も害してしまう。

私は以前、眠る前に考える癖があり、これが自分を苦しめていた。それらの大半は不安によるもので、まだ起こってもいない最悪のケースを考えて眠れなくなることがよくあった。

しかし、睡眠の勉強をするようになって、眠ることで思考が整理されたり、感情が整ったりすることを知って以来、寝る前に考える習慣を「やめる」と決めた。

はじめのうちはどうしても不安が頭に浮かんでしまったが、それでも「やめる」と決めたことで、その不安を少しずつ意識から消せるようになった。さらに、翌朝起きたときにそれらが解消されている経験を繰り返すことで、考える癖はやがて解消されていった。

また、ベッドに入って10分以上経っても眠れないときは、ベッドから出て本を読んだり、映画を観たりするようにした。

いつまでもベッドで眠れない時間を過ごしてしまうと、「ベッドは眠れない場所」だと記憶に定着してしまうからだ。移動するとやがて自然に眠気がやってくるので、そのときにまたベッドに戻るようにしている。

こうして眠りが安定したことで、日中のパフォーマンスは明らかに上がったし、感情が昂ることが少なくなった。

「眠り」は私たちが健康に生きるための礎になる。軽視せずに、こだわって改善することでウェルネスの鐘が鳴るはずだ。

体を休ませても疲れは抜けない

本章の最後に付け加えておきたいことがある。それは、起きているときにも「脳を休ませる方法」があるということ。

平日働いている人たちの中には、週末になると疲れ切った体を休めるために1日中自宅でゴロゴロしている人がいる。にもかかわらず「休んだ気がしない」というケースがある。朝から夜まで活動量が少ないはずなのに、疲れやストレスが消えず、モヤモヤしたまま月曜日を迎える。あなたにもこんな経験がないだろうか。

そんな人は「休みには2種類ある」と覚えておくといいだろう。

ひとつ目は「体の休み」。

これは仕事や家事などの活動によって疲れた体を、「動かさない」「メンテナンスする」などによって回復させようとするもの。自宅で横になっていたり、マッサージを受けに行ったり、ゆっくりお風呂に入ったり。

平日の活動によって、体の疲労メーターがゼロを起点にマイナス10、マイナス20、マイナス30……とだんだん下降していたものを、「体の休み」によって再びゼロに戻したり、近づけたりする。

そして、また月曜からの活動によって疲労メーターが徐々にマイナス方向に下がっていき、それを週末の休みで再びゼロに近づける。このように、

「活動↓疲労↓体の休み」

のサイクルを繰り返しながら多くの人が生きている。ところが、このサイクルには大きな問題点がある。メーターがゼロより上には行かないことだ。

一番働いている臓器はどこだ

なぜ、このサイクルでは、いつまでたってもゼロより上の「プラス」の世界に行かないのか。それは、脳を休ませていないからだ。

2つ目は「脳の休み」。

体は疲れているのに、ベッドに横になって眠ろうとしても目が冴えて眠れないことがある。これは、脳が活動しているためだ。気になること、不安なこと、悩んでいることが次々と顔を出してくるため、眠りたいのに眠れない。

週末に家で1日中ゴロゴロしていても、なぜか休んだ気がしないのは、考えごとをしたりストレスを抱えたりしているために「脳疲労」が起きているからだ。脳は吸収した酸素の25％を消費する、人間の臓器の中で活動量が最も激しい器官。

考えたり。
悩んだり。
判断したり。
決断したり。
記憶したり。
怒ったり。
悲しんだり。

脳はとにかく忙しい。現代社会において仕事はどんどん頭脳領域が広がっているし、何をするにも単純作業というわけにはいかない。コミュニティの中ではつねに人間関係のストレスもつきまとう。とにかく神経を使うのだ。

そんな状況下で、絶えず働いている忙しい脳を意識的に休ませてあげることが必要なのだ。では、どうすれば脳を休ませることができるのだろう。

起きているときに眠る方法!?

脳を休ませるためには「考える暇を与えない」ことだ。いくつか例を出してみる。

❶ランニングやウォーキング

走ったり、歩いたりしていると体が疲れてくる。そうなると脳は悩みごとをしている場合ではなくなる。フィットネスで体を追い込んだりしているときも同じ状態になる。

❷ 山登り

大自然の中で空気を吸ったり、歩いたりしながら山を登る。だんだんと急勾配になり、登っているだけでヘトヘトになるので考えごとをしている暇がなく、脳が休まる。

❸ 旅行

普段生活しているところとは別の「場所」に行くことで、いつものルーティンが変わり、リセットされる。二拠点生活なども有効。

他にも活動量を高めることで脳が休まることはたくさんあるはずだ。運動したり、山を登ったり、知らない土地に行ったりして、「体は疲れたけれど頭がスッキリした」といった体験をしたことがあるだろう。

これは絶えず働いている脳を一時的に休ませることができたためだ。血流や酸素供給が改善し、脳がクリアになる。

先ほど「活動↓疲労↓体の休み」というサイクルでは、疲労メーターがゼロより上に行くことはないと書いたが、こうして脳を休ませることで気力が漲《みなぎ》り、プラス方向にメータを進めることができる。

「活動↓疲労↓体の休み↓脳の休み↓活動……」

といったサイクルを作れば、体と脳の両方を休めることができる。「日々のコンディションを良くしたい」と思ったら、「体と脳を休めたい」という欲求が自然と湧いてくる。こうして疲労が抜けて、体調が整う。このような「ウェルカム・ループ」(なりたい・やりたい)を一度作ることができれば、心身が安定し、生活にエネルギーが生まれるだろう。

今、自分が行っている休息は、体を休ませているのか、それとも脳を休ませているのか。それをつねに意識しながら、休息をマネジメントしてみてほしい。

これら「脳を休める」活動によって、睡眠の質は上がる。

良い睡眠ができるかどうかは、日中の過ごし方にかかっている。毎朝決まった時間に起き、陽を浴び、適度な運動によって体を疲れさせる。これによって、その日の晩の睡眠の質が上がって、脳がクリアになる。

このような好循環を作り出せれば、「脳の休息」と「体の休息」をバランスよくとることができるだろう。

章のまとめ

- 毎晩7〜9時間の睡眠時間を確保する
- 昼寝、うたた寝はできるだけ避ける
- カフェインは午前中だけと決める
- くよくよしたり、悩んだりしたときはとにかく寝る
- 睡眠導入剤を安易に飲まない
- 睡眠不足は感情を不安定にさせる
- 自分が「朝型」か「夜型」か調べておく
- 寝る前に「考える癖」をやめる
- 眠れないときはベッドから一旦出る
- 「体」を休ませるのか、「脳」を休ませるのか意識する

About the

MIND

第二部

心について

体が健康でも、大きなストレスがなくても、人は「何かが足りない」という思いにかられる。人生のMISSING PIECE――足りないピースは何か。そのヒントは、人と人との「つながり」の中にあるかもしれない。自分と、家族と、他の誰かと、どうつながりを持つか。第二部では、この困難で、厄介で、幸せに満ちた問いについて考えを巡らせてみたい。

Part

5

私とのつながり

Me

「他者からの承認を求め、他者からの評価ばかりを気にしていると
最終的には『他人の人生を生きる』ことになる」

――アルフレッド・アドラー（心理学者）

フルマラソンの女性

第一部で食事や運動、睡眠について見てきたが、それだけで幸せになれるとは言えないかもしれない。体が健康で、これといってストレスがなくても、人生に「何かが足りない」と感じる人は多いからだ。では一体何が足りないのか。

それこそが「Connection」――つながりだ。まずこの章では「私自身」といかにつながるかを見ていきたい。

私の知人に何をしても「満たされない」と嘆いている女性がいる。一見すると、闊達《かったつ》で、明るく、健康的で、周囲からは幸せそうに見られている40代の女性。誰に対してもやさしく、愛想がよく、慕われている。そんな彼女は私に、何をしても自分の心が埋まらないことを話してくれた。

「40代になってすぐにフルマラソンに挑戦したんです。完走したんですよ。富士山にも登りました。いくつか資格の取得もしました。でも、いまだ人生迷子で……」

彼女によると、何をしても一瞬だけ達成感があるものの、すぐに「何かが足りない」と感じて塞ぎ込んでしまうのだとか。何者かになろうとして、ずっとエンジンをかけた状態なのに、前に進んでいないもどかしさがある。彼女は、

「何者にもなれていない」

という焦りを10年以上抱えながら年齢を重ねてきた。何より、自分のことをあまり好きではなさそうなのだ。

自分を好きでいられるかどうか

私が運営する女性専用のオンラインコミュニティには、「自分を好きになりたい」という理由で入会してくる女性が少なくない。肥満や不調の改善のために入会してきた女性たちも、個人レッスンでよくよく話を聞いてみると、

「自分の容姿が嫌いで鏡を見られない」
「親からずっと否定されてきた」
「夫が自分に興味がないのがわかる」
「このまま何者にもなれずに歳をとるのが怖い」

といった悩みを口にすることが多い。その人たちに共通するのは「自分を好きになれない」という感情を持っていることだ。

私はウェルネスを「ずっと自分を好きでいられること」と定義している。この状態になれば、幸福感が増し、毎日を楽しく、穏やかに過ごすことができる。何者にも左右されずに、凛として、堂々と人生を歩いていくことができる。

自己肯定感が上がらない理由

「自己肯定感」という言葉が一般的になり、多くの人がこの高低に対して関心を持つようになった。冒頭にご紹介した〝フルマラソンの女性〟も「私、自己肯定感が低いんです」という表現をよく使う。

では、どうして、多くの人は自己肯定感が低いのだろう。

ここで少しだけ私自身の話をさせていただく。以前の私は、何をしても心が埋まらない自己肯定感の低い人間だったからだ。

私は20代の頃、劇団四季という劇団に所属していた。過酷な稽古の日々を送ることで、体はボロボロになり、精神的にも苦しくなっていった。ある日、仲間から病院に行ったほうがいいと促される。私の表情から正気が失われていたからだろう。

心療内科の医師の診断は「仮面うつ病」。私は、我慢や焦りの蓄積によってギリギリのところまで追い込まれていたようだった。当の本人はその自覚すらなかったのだが。

その後、少し持ち直し、『ライオンキング』の女王・サラビ役として舞台に立っていたが、再び心身共に疲れ果てて劇団四季を退団。逃げるように、ニューヨークに向かった。華々しく活躍する劇団四季の同期たちと自分を比較し、

「自分は何者にもなれていない」

と自己否定を続け、そんな自分が嫌で思い切ってミュージカルの本場「ブロードウェイ」を目指すことで、人生に劇的なチェンジを起こしたかったのだ。ところが、そこでも辛い日々が待っていた。来る日も来る日もマンハッタンのオーディション会場に行っては、落ち続けたのだ。

そんなダメな自分を鏡で見ることすら嫌になり、やがて私はオーディション会場に行くのが怖くて、ベッドから起き上がれない生活を6年も続けてしまった。

ある日、ずっと眩しく見えていた劇団四季の同期2人がニューヨークの私を訪ねて来

て、「あの頃は本当に苦しかったね」と話をしてくれた。

私には眩しく、華々しい活躍をしているように見えたこの人たちも、私と同じように苦しかったんだ……。その言葉に勇気づけられた私は、再びオーディションに足を向けるようになり、幸運にもブロードウェイ・ミュージカル『ミス・サイゴン』の舞台に立つことができた。

その後、ヨガの講師に転身し、『ゼロトレ』という著書を多くの人に読んでもらうことになる。このとき私は、41歳になっていた。

私に何が残ったか

その間、約20年。自分に「ダメ出し」をし続けた人生だった。

全然ダメ。全然足りない。成長していない。情けない――。

「何者にもなれていない自分」を裁き、罰し続けて、なんとか「何者か」になろうとした20年だった。とはいえ、自分のプロフィールを書いたなら「劇団四季」「ブロードウェイ・ミュージカル」「ゼロトレ」といった言葉を並べることができる。そのためインタビューなどで「成功してどんな景色が見えるようになりましたか?」と聞かれることがある。

景色は何も変わらなかった。

たしかに、憧れの舞台に立てたり、著書を多くの人に読んでもらえたりしたため、自己肯定感が上がった。夢が叶ったという満足感が得られた。しかし、そのどれもが一瞬なのだ。

自分でもよくわからなかった。求めていたものが得られたにもかかわらず、私はどうして満たされている感情が湧かないのだろう。

どうしてまた次を欲しがるようになるのだろう。

もしかすると、単なる欲張りなのか。

私にとって私は、相変わらず何者でもなかった。

ＴＨＥ　ＭＩＳＳＩＮＧ　ＰＩＥＣＥ

そんなとき、ニューヨークの小さな書店で1冊の絵本と出会った。１９７６年に出版されたシェル・シルヴァスタイン著『ＴＨＥ　ＭＩＳＳＩＮＧ　ＰＩＥＣＥ』（邦題『ぼくを探しに』）。

パックマンのような形をした主人公が、自分のＭＩＳＳＩＮＧ　ＰＩＥＣＥ（足りないかけら）を探す旅をする物語。主人公は旅の途中でいろいろな「ＰＩＥＣＥ」（かけら）に出会うものの、大きすぎてうまくはまらなかったり、小さすぎて落としてしまったり、強く噛んで壊してしまったりする。

何かが足りない
それでぼくは楽しくない

なかなかピッタリはまらないかけらばかりで落ち込んだり悲しんだりするが、あるとき、カットされたチーズのような形をしたピッタリのかけらを見つける。大喜びして自らにそのかけらをはめ、まん丸になる。「やっと見つかった！」と喜ぶ主人公だったが、そのかけらを自らにはめた瞬間、勢いがつきすぎて転がってしまったり、花の匂いをかいだり虫と楽しく会話したりできなくなってしまう。

大好きだった歌うこと、話すこと、見ること、聞くことが、できなくなってしまったのだ。

みみずとお話することも
花の香りをかぐことも
ちょうに止まってもらうこともできない

主人公はそう言って、再びゆっくりと歩き始める。

理想を追い求めて、自分のことをずっと不甲斐ないと裁き続けた私は、この絵本に出会ってとてもやさしい気持ちになったし、「ありのまま」の自分を受け入れて、そしてまた、歩き始める勇気をもらったような気持ちになった。

いつも「足りない」と思っている人生の中に、じつは喜びや楽しみがすでにあることに気づくことができたのだ。

DoingとHavingで自分を裁く

「自己受容感」という言葉がある。自己受容とは「ありのままの自己を受け入れることと」と定義される。「ありのままの自己」には、自分の長所だけでなく、短所も含まれる。できることもできないことも、いいところもダメなところも、欠けているPIECEもすべて含めて「私」と認識して受け入れるのが自己受容だ。

自己肯定感の土台を作っているのが自己受容感で、その土台がぐらついていれば、自己肯定感が上がるはずがないのだ。

本来、自己肯定感も「ありのままの自分」を好意的に受け止める感覚を指すが、一般社会においてはそのニュアンスが少し違った形で捉えられている。自分が「何者になれたのか」によって自己肯定感は上下すると思われているのだ。これは社会の要請（さらに言うとプレッシャー）によるところが大きい。

社会において、人間は次の2つによって評価される。

1 Doing 行動や行為

（例）

「仕事をがんばる」
「スポーツの練習をする」
「熱心に勉強する」
「人に迷惑をかけない」
「いい子でいる」

2　**Having**　持っているもの

（例）

「仕事の実績や成果」
「大金を手に入れる」
「大きな家に住む」
「有名大学に合格」
「歌手デビュー」

1のDoingの結果、2のHavingを手にすることも多い。社会や世間というものは、人を評価するときに1と2を見る。

あの人は仕事をがんばって会社の社長をやっているとか、あの子は毎日勉強をして有名大学に受かったとか。こうして、「できる人」と「持っている人」が評価されるのが社会のシステムだ。企業、学校、多くのコミュニティがこのような目で人を見る。

問題は、私も「私」のことをそう見ていることだ。

自分を嫌いになる理由

自己嫌悪に陥る理由はとてもシンプルだ。自分のDoingとHavingを評価し、裁くことで自分を嫌いになるのだ。

まず、Doing。仕事をがんばれなかったり、つい食べすぎてしまったり、何かを始めても続かなかったり。そのたびに自分のDoingが嫌になり、自分はダメな人間だとレッテルをはる。

次に、Having。仕事で昇進できなかったり、お金が増えなかったり、住みたい家に住めなかったり。そのたびに自分のHavingを嘆き、持ちたいものを持てない自分を低く評価する。

どちらか一方が欠けていることでも、自分を裁いてしまうことがある。Doingに関してはがんばっているつもりでもそれに見合ったHavingがなければ「人生は不公平」だと感じるし、逆に、大してDoingに自信がないときにHavingを得てしまうと「私には不釣り合いだ」と感じてしまう。

〝フルマラソンの女性〟はマラソンを完走したり、富士山を登り切ったりしてDoingをがんばっていたのに、何もHavingできないことで「心が埋まらない」と感じていた。

以前の私は、劇団四季の稽古が苦しくて嫌になったり、ニューヨークに渡ってもオーディション会場にすら行けない自分のDoingが情けなくなったりして、結果的に舞台に立つというHavingが手に入っても「自分はダメな人間だ」と思い続けていた。

DoingとHavingを追い続けると、人生がジェットコースターのようになるだけで、いつまでも自己受容感は満たされない。

これでは、自分の存在を無視しているのと同じこと。私たちは、自分の存在をもっと気遣うべきなのだ。

生まれながらにある「Being」

DoingとHavingを追い求めてばかりいると、理想と現実のギャップは広がる一方で、心が満たされることがない。生まれたギャップに対して自分を「評価し→責め→裁く」を繰り返すようになる。

現実の私を、理想の私が評価するこの「私同士」のつながりはつねに緊張関係になり、どんどん疲弊していく。自分を褒められるのは努力をしたときや成果を出したときだけになり、それ以外は無視をしてしまう。これでは、この先もずっと自分を許すことができない。

「私」を好きでいられるためには、自分自身とのつながり方を変える必要がある。そのときに大切なのが、DoingでもHavingでもない第3の視点「Being」だ。Beingとは、「存在そのもの」のこと。

1　Doing　行動や行為
2　Having　持っているもの
3　Being　存在そのもの

何をしていようが（Doing）、何を持っていようが（Having）、自分が存在していることそのものがBeingだ。良いところも、悪いところも、すべて含めた「ありのまま」の姿こそがBeingで、自己受容とはそんなありのままの自分を受け入れることなのだ。

大抵の親は、子供のBeingを受け入れ、愛しく思っているはずだ。子供の成績が悪かろうと、学校で問題を起こそうと、犯罪を犯してしまったときでさえ、その子を見捨てたりはしない。

これはその子の存在そのものであるBeingが愛しいからだ。

もしも親が子供のDoingやHavingばかり見て否定し続けたなら、本書の冒頭で紹介した〝金魚になった彼女〟のように、子供はその親からやがて離れていくだろう。

子供の安心感は、自分の存在そのものを親が受け入れてくれることで生まれる。「何をしたか、何を持っているか」で褒められたり、叱られたりするのではなく、どんなときも親が自分の「味方」であると感じたときに心から安心し、自己受容感が高まるものだ。

私はあなたの味方

私が29歳で劇団四季を辛くなってやめて、単身ニューヨークに渡ってからも舞台のオーディションに落ちまくっていたとき、世界中から存在を否定された気分だった。自分はこの世界に必要のない物質なのだと感じて、生きる気力が消えかけていた。

そんなとき数年ぶりに日本に帰り、千葉の実家に戻って玄関で母の顔を見た瞬間、涙が一気に溢れ出した。母は何も言わず、ニコッと微笑んで、私の頭をポンポンとやさしく2回たたいて、家の中に招き入れてくれた。そのときの母の手の感触が、今も残っている。

人は安心したときにも涙が出るものなんだな、と思った。

私の涙を誘ったのは、母の娘に対するBeingだった。世界のどこで生きていようが、うまくいっていようがうまくいっていまいが、

「私はあなたの味方よ」

という母の気持ちが、数年ぶりに会って目を見た瞬間に私にはわかったのだった。

もしも、母がくれたこの包むような感覚を、
私が私に対して持つことができたなら。
僕が僕に対して持つことができたなら。

たとえうまくできなくても、たとえ多くを持てなくても、自分の存在を裁かなくて済む。自分に対して「あなたの味方よ」とつねに語りかけることができれば、DoingとHavingに振り回されず凛として立っていられる。

それがわかって以来、私は人生がとても心地良くなったし、同じような感覚を他人に

も向けられるようになった。

自分に厳しかった頃の私は他人に対しても厳しかったが、自分の味方になってからは他人の味方にもなれるようになった。何が起きても激しく動揺することはなくなり、心が穏やかになった。

Beingを軸とした親と子供の関係のように、私も「私」とBeingを軸につながることで、自分というありのままの存在を愛しく感じることができる。では、どうすれば私自身とBeingでつながることができるのだろうか。

幸せを呼ぶ3つのホルモン

私たちが幸せを感じるのは体内で分泌されるホルモンによるところが大きい。現在、ホルモンとして確認されているものは約100種類あり、どれもほんの少しの分泌で効果を発揮すると言われている。幸せを感じる3大ホルモンはセロトニン、オキシトシン、ドーパミン。

セロトニン　やすらぎ、穏やかさなど「気分がいい」ことで得る幸せホルモン

オキシトシン　人や動物などと愛情のある「つながり」を持つことで得る幸せホルモン

ドーパミン　仕事、スポーツ、勉強などで「成功する」ことで高揚感を得る幸せホルモン

シンプルに言うと、セロトニンは自分ひとりの幸せ、オキシトシンは誰（何）かと一緒にいる幸せ、ドーパミンは達成したときに出る幸せだ。

あなたはこの「3つのホルモン」のうち、どのホルモンによって幸せを感じることが多いだろうか。

もしも、ドーパミン的な「成功」「達成」によってのみ幸せを感じるのだとすると、それを得られない間は幸福感を覚えにくい。成功、達成はあくまで一瞬のことだし、つねに得られるとは限らない。そのため退屈を感じやすいし、達成したとき以外は自分を

褒めることができない。

私はウェルネスを「ずっと自分を好きでいられること」と定義している。女性の多くは家族や周囲の人のことを考えるあまり自分を「あとまわし」にしがちなので、そんな人たちには「まず、自分に笑みを」と伝えている。

これをホルモンで表すと、大切なのは次のような順位になる。

①セロトニン→②オキシトシン→③ドーパミン

まずは自らの「Being」――存在そのものを受け入れてセロトニン的な幸せを安定的に得て「幸福の土台」を作る。その上に人や動物とのつながりによる幸福をのせ、一番上に時折得られる成功や達成のドーパミン的な幸福をのせる。２０３ページの図のような三角形の幸福感だ。

これが真逆の三角形になってしまうと心は極めて不安定になり、自分の存在そのものが揺らいでしまう。中毒性のあるドーパミン的な幸福を人生の土台に据えてしまうと、「自己成長」を促すメリットがある一方で、「自己破綻」を引き起こすリスクが増してしまう。幸せどころか不幸せになってしまう危険性があるのだ。

私はBeingだけが大切で、DoingやHavingはどうでもいいと言っているのでは決してない。それらを追い求めることでたしかに自己成長が促せる。

Beingがない状態で、DoingやHavingばかり追い求めてドーパミン的快楽を得ようとすると、自己受容感が上がらないことを伝えたいのだ。

Beingに重きを置き、セロトニン的な幸せの土台をしっかり作った上で、Doingによる自己成長を促すことができれば、たとえうまくいってもいかなくても、自分を裁くことがなくなる。

セロトニン三角形

セロトニンを土台にした三角形
（心が安定した状態）

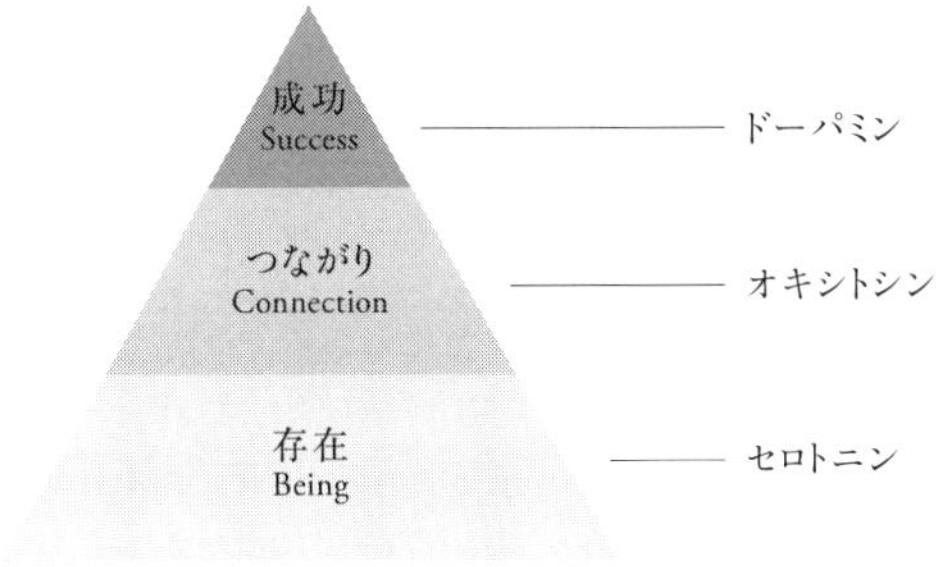

ドーパミン三角形

ドーパミンを土台にした不安定な逆三角形
（心が不安定な状態）

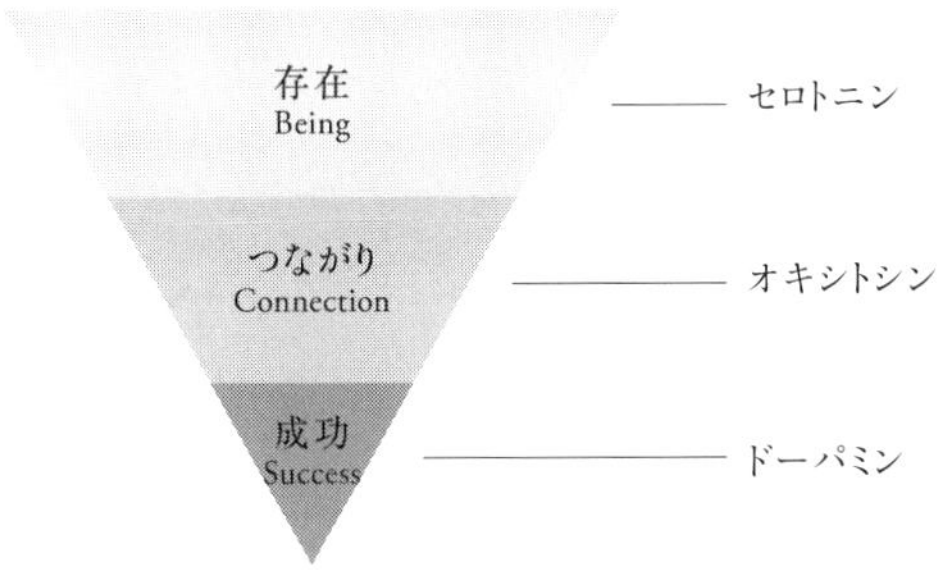

自分を取り戻す「Being瞑想」

セロトニン的な幸福度を高め、自己受容感を上げるためにはマインドセット（考え方や物事の見方の癖）を変えることが必要かもしれない。
そこで本章の最後に、私が考案した「Being瞑想」をご紹介したい。

［「Being瞑想」のやり方］

❶ 心地良いと感じる場所を見つけて座る
❷ 深呼吸して心を落ち着かせ、目を閉じる
❸ 足元に小川が流れていることをイメージする
❹ 頭に浮かんだ映像をそのまま受け止め、小川に流す
❺ 3分ほどで終了する

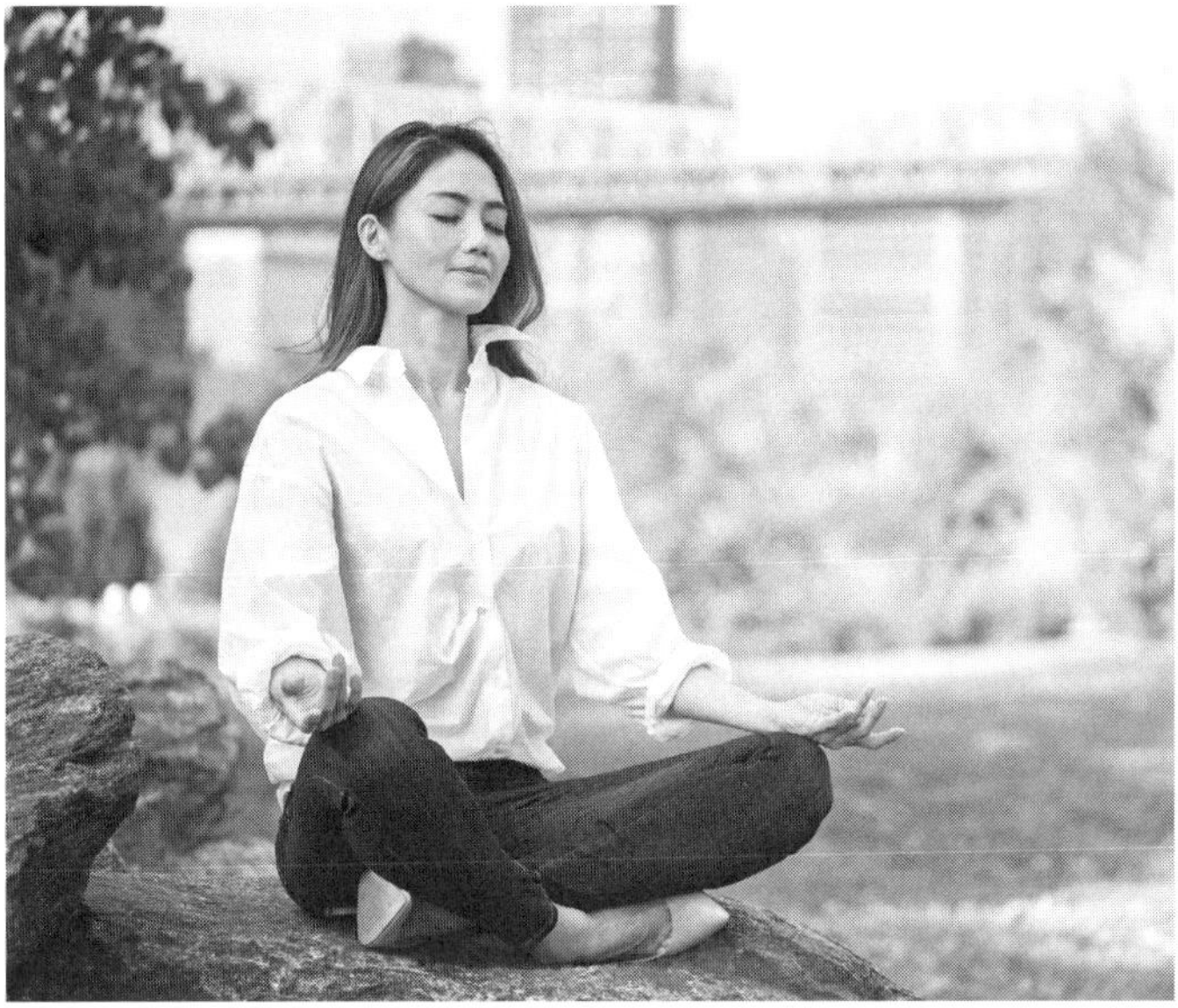

❶の「心地良い場所」は、公園のベンチ、カフェ、電車の中、寝室など自分の毎日の生活動線の中に見つけるとよいだろう。風通しが良く、光が差し込む環境がベター。瞑想はできるだけ毎日同じ時間、同じ場所で行ったほうがよいので、天気に左右される場所はチョイスしないほうがよいだろう。毎日同じ時間と場所で行うことで、その日の自分の調子や変化に気づきやすくなる。

この瞑想の最も大切なパートは、❹の「頭に浮かんだ映像をそのまま受け止め、小川に流す」。その目的は「自分を裁かなくなること」だ。

リラックスして目を瞑《つぶ》ると、頭の中になんらかの映像が浮かんでくる。たとえば空が晴れているのにカミナリの映像が浮かんできたら、カミナリが鳴っているなと一旦「受け止め」、そのカミナリを足元の小川に「流す」。その次に、嫌いな人の顔が浮かんできたら、自分はこの人が嫌いなのだなと一旦「受け止め」、その人の顔を足元の小川に「流す」。さらに娘の遊んでいる姿が浮かんできたら、自分は娘と一緒に遊びたいのだなと一旦「受け止め」、足元の小川に「流す」。

大切なことは、浮かんできた映像に対して批判的になったり、評価したり、自分を裁いたりしないこと。そのまま受け止め、流す、をシンプルに繰り返して、映像が浮かんでこなくなったらやめること。

人はどうしても自分を裁こうとする。カミナリが浮かんできたらイライラしている自分を責めたり、嫌いな人が浮かんできたらその人と関係修復したほうがいいのかもしれないと悩んだり、遊んでいる娘が浮かんだら最近きちんと遊んであげられていない自分をダメだと感じたりする。あなたは複数の小さな不安をつなげていって、やがては雪だるまのように大きな不安のかたまりを作ったことがないだろうか。

「彼女は私にどうしてあんなことを言ったのだろう。私のことが本当は嫌いなのかもしれない。そういえば、いつもこうやって誰かに邪魔されてきた。そもそも、父親だって私の味方をしてくれたことがない……」

本当は関係のないこと同士を強引につなげて不安を大きくしてしまうのだ。Being瞑想では、この負の連鎖を断ち切って穏やかな心を作るために、「そのまま受け止め」「そのまま流す」を繰り返す。時間の目安は3分だが、それ以上続けても構わない。

次々に映像が浮かんでくるのか、さほど浮かばないのか、その日の瞑想で自分の状態を知ることができる。

どんな映像が浮かんでこようと自分を評価したり裁いたりせず、そのまま受け止めて、小川に流そう。「流す」のは、不安に包まれず、自分らしくあるためだ。こうすることで、ネガティブな思考パターンが頭に浮かんできたら、その流れを断ち切って「流す」ことが習慣になる。そのままの自分を受け止め、いらないものは流してしまうことで、本当の自分の声に徐々に気づき始めるだろう。

Being瞑想の最終目的は、わざわざ場所を選んで目を閉じなくても、日常生活の中でいつでも「受け止めて→流す」を行えるようになること。

これができるようになると、会社や家庭やコミュニティの中でイライラすることがあったり、不安になるようなことが起きたりしても、それをすっと受け止めて流し、本来の自分を取り戻すことができるようになるだろう。

章のまとめ

- 自己肯定感が上がらないのは自己受容感が低いため
- おすすめの絵本は『THE MISSING PIECE』
- DoingとHavingだけを追い求めると自分を裁き続ける
- 人は生まれながらにBeingを持っている
- セロトニン→オキシトシン→ドーパミンの順で大切にする
- 1日3分、「Being瞑想」を行う

Part

6

誰かとのつながり

Connection

「世界が何を必要としているかを自問する必要はない。
自分を生き生きさせるものは何かを考えよう。
そして、それをひたすら追求しよう。
世界は生き生きとした人を求めているのだから」

――ハワード・サーマン（公民権活動家）

ウェルネスは「Ｗｅ」への旅路

前章では「私」とBeingでつながることについて書いた。いいところも、そうでないところも、「ありのまま」の自分を認めることで自己受容感が上がる。

そうして自分にやさしくなれると、他の人たちに対しても接し方が変わる。自分に厳しい人は他人にも厳しいし、自分にやさしい人は他人にもやさしい傾向がある。

そこで次は、他の「誰か」との愛情あるつながりについて書いてみたい。

人間同士のつながりもあれば、人と動物、人とモノとのつながりもあるだろう。

ここで、ウェルネスの核心に迫る言葉について見ておく。

病気を意味する「Illness」の先頭の文字は「Ｉ」。私だ。

一方「Wellness」の先頭の文字は「Ｗｅ」。私たちだ。

Illness

Wellness

ＩとＷｅ。私と私たち。
この違いを解き明かしていくことこそが、ウェルネスへの旅路になる。

幸福度の低い日本人

「世界幸福度ランキング」において、フィンランドは２０１８年～２０２４年の７年連続１位に輝いた。このランキングの幸福度の評価は、各国・地域の人びとに、「自分にとって最高の人生を10」「自分にとって最悪の人生を０」として、０から10までの11段階で自分の人生を評価してもらった結果だ。言い換えると、「どれだけ自分の人生に満足しているか」の指標になるものだ。

気になる日本の２０２４年のランキングは51位。前年から４ランク下がっている。ちなみに先進国で見ていくと、イギリスが20位、アメリカが23位、ドイツが24位、フランスが27位、イタリアが41位となっており、日本がいかに低いランクかわかる。

「人生に満足しているかどうか」は、その国の政治、文化、教育、GDPなど様々な要因が関係しているが、私は「つながりの少なさ」が日本人の幸福度を下げている大きな原因だと考えている。

以前、OECD（経済協力開発機構）が「社会的孤立」に関する国際調査をしたことがある。それによると家族以外の友人や知人との交流が「まったくない」、または「ほとんどない」と答えた日本人は15・3％に達している。これはOECDの加盟国で最も高い数字だった。日本人は「孤独」なのだ。

孤独で死亡率が2倍になる

人の寿命を何が決定するかは様々な因子があるが、なかでも「つながり」が大きな要因だという説がある。その説を世界的に有名にしたのが、ハーバード大学のリサ・バークマン博士とレオナード・サイム博士が行った「アラメダ研究」だ。

1965年、カリフォルニア州アラメダ郡で、30歳から69歳までの男女6928人を対象に行われたこの研究では、結婚の有無、親族や友人との付き合い、宗教活動、ボランティア活動などの有無をヒアリングし、9年後に追跡調査を行った。

その結果、社会的に「孤立」している人は、そうでない人に比べて男性で2・3倍、女性で2・8倍も死亡リスクが高いことがわかった。

また、のちにバークマン博士は、「お見舞いに来てくれる人の数」で死亡率が変わるという研究も行った。急性心筋梗塞の患者を対象に、お見舞いに来てくれる人の数と6か月以内の死亡率の関係を調べたところ、お見舞いに来てくれる人が2人以上いる患者は死亡率が26％だったのに対して、誰もお見舞いに来てくれない患者はなんと約70％が亡くなったのだ。

これは病院の医師や看護師の間では周知の事実だが、もちろんそれが患者に告げられることはない。

つながりと死亡率の関係

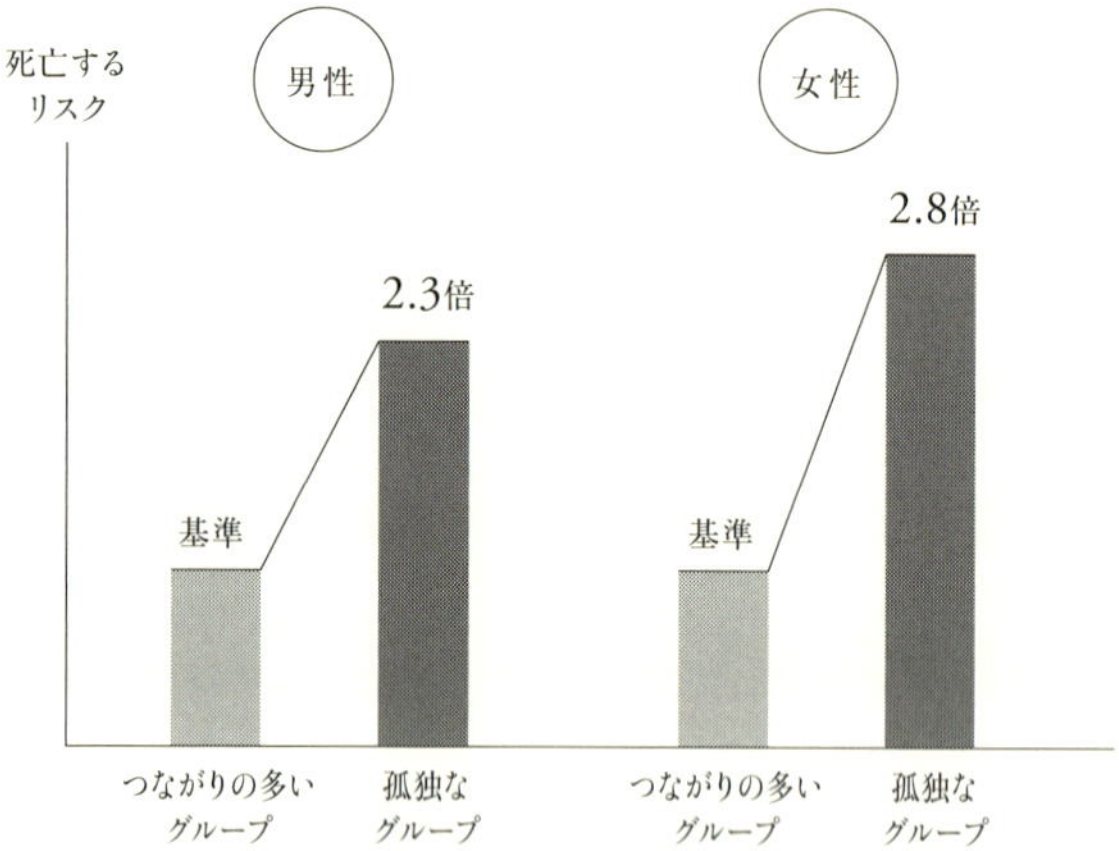

出典：LF Berkman, SL Syme. (1979)　Am. J Epidemiol. 109: 2:186-204.

上司と同僚、ストレスになるのはどっち⁉

ここで、もうひとつ研究データをご紹介しておこう。

テルアビブ大学のアリ・シローム教授が率いた研究は、長期にわたる追跡調査によって、職場環境と死亡率の関係について明らかにした。

研究チームは1988年に成人820名に対して標準的な健康診断を行い、その後20年にわたって彼らを追跡調査した。この間、被験者たちに対して「職場の状況」について聞き取り調査を実施。あなたに対する上司の態度はどうか？　同僚たちは友好的か？といった内容だった。

同時に、血圧や禁煙習慣、抑うつ状態の有無など、健康状態についても詳しくチェックした。

その結果、上司の友好度と死亡率にはほとんど影響がなかった。一方、同僚との友好度が低い被験者ほど高い死亡率を示すことが明らかになった。職場で「仲間からの社会的サポート」をまったく受けていない、またはほとんど受けていないと感じていた人は、受けていると感じた人に比べてなんと2・4倍も死亡率が高かったのだ。

仕事をしている人なら、誰でもなんらかのストレスを抱えるものだ。そんなときに「仲間」からのサポートを得られているか、得られていないかはとても重要になる。同僚たちから支援されていると感じた人たちは、「つながり」による力強さと安心を得られ、それが寿命にも影響したということだろう。

100歳地域「ブルーゾーン」の秘密

世界中の研究者が「つながり」と「長寿」の関係について調べてきて、両者は密接に関係しているという報告が多数ある。

さらに、「つながり」は長寿をもたらすだけではない。

そこには「生きがい」が生まれるのだ。

イタリアのサルデーニャ島、日本の沖縄、アメリカ・カリフォルニア州のロマリンダ、コスタリカのニコジャ半島、ギリシャのイカリア島。この5地域は100歳以上の長寿者が多く、「ブルーゾーン」と呼ばれている。

ブルーゾーンという言葉は、ベルギーの人口学者ミシェル・プーランとイタリア人医師ジャンニ・ペスが、長寿者の多い地域に「青色マーカー」で印をつけたことに由来する。

ブルーゾーンの5地域を見ていくと共通するのは、植物性の食事を中心にしていること、日常の中に立ったり、座ったり、登ったりといった運動が習慣になっていることなどが挙げられるが、そこに「つながり」という重要なファクターが見てとれた。

沖縄の例を見てみる。

沖縄県は、世界屈指の長寿地域として知られており、100歳以上の長命高齢者が多数暮らしている。以前、アメリカのニュース誌『TIME』で、「100歳まで健康で長生きしたければ沖縄のライフスタイルに学べ！」という特集が組まれたほどだ。

沖縄には「模合《もあい》」という文化がある。これは複数の個人がグループを組織して、毎月集まって一定のお金を出し合い、必要な人から順に集まったお金を使っていくという助け合いのシステム。遡《さかのぼ》れば２００年前の琉球王国時代から伝わる、「人と人とのつながり」の文化だ。

私の知人の80代の女性も模合に参加している。夫を数年前に亡くして以来、ひとり暮らしをしているが、模合のメンバーがしょっちゅう自宅に様子を見にきたり、遊びにきたりしてくれるので寂しくないという。

彼女は数年前に心筋梗塞で入院したとき、模合で集められたお金を入院費に充てている。素晴らしいのは、彼女にそのお金を使う罪悪感がないことであり、参加メンバーたちも当然だと思っていることだ。

困ったときに助け合うのが、当たり前なのだ。

彼女はいつも笑っているし、模合のメンバーのことを必要としているし、自分が必要とされていることも知っている。その模合に参加している60代の女性は、まだ小さな孫の面倒を、彼女に見てもらったりしている。

模合で積み立てられたお金は、病気のときにだけ使われるわけではない。たとえば学校の同級生たちが作った模合では、メンバーの子供が入学式を迎えるときに制服代として使われることもある。その際、子供が成長していく様子をお互いに報告したり、悩みがあれば相談したりもする。

沖縄の人たちにとって当たり前のこの文化が「つながり」を生み、維持され、そこに付き合いと生きがいが醸成されていく。

じつは日本の他の地域にも「たのもし講」などと呼ばれるお金を出し合う文化があったが、第二次大戦後に急速に減少していった。それらと沖縄の模合の決定的な違いは、単にお金を積み立てるのか、皆が集まって「親睦」を行うかだ。

親睦を定期的に行っている沖縄の模合は今もしっかり文化として根付き、お金を集めることに重きを置いていた他地域のシステムは銀行に取って代わられた。

大切なのは「会う」ということだったのだ。

模合の素晴らしいところは、性別や世代を超えて様々な人たちが集まってくるところ。そして、その文化を継承しながら、コミュニティの中で生きがいを見つけて、人生を潤していることだ。

ブルーゾーンには、社会的つながりが根付いている。沖縄の人たちに模合があるように、イタリアのサルデーニャの人たちは、地元のバーで友達と語り合って1日を終えるし、毎年行うブドウの収穫や村祭りにはコミュニティの人々がこぞって参加する。人々は毎年それを楽しみに待つし、そのイベントを自分たちが作っているという思いもあるだろう。

人は「誰かに必要とされている」と感じたときに心の鐘を鳴らす。喜びと使命感を覚え、それによって自分が救われていくのだ。家族、学校、会社、地域、社会、国——あらゆるシーンで「つながり」の有無が個人に大きな影響を与え、それは寿命さえも左右するということだ。

この章の冒頭で、病気を意味する「Illness」の先頭の文字は「I」——私、「Wellness」

の先頭の文字は「Ｗｅ」——私たちだと書いた。
人は「Ｉ」だけでは孤独だ。
「Ｗｅ」になってはじめてウェルネスを感じ、幸福になれるのだ。

3 次の影響ルール

つながりが個人にどう影響するかを見てきたが、その逆、個人の感情が周囲にどう影響を及ぼすかについても触れておきたい。
「自分にはなんの影響力もない」と感じている人は、ぜひ読んでほしい。あなたの影響力が良くも悪くも甚大であることがわかるはずだ。

元ハーバード大学医学部で、現在はイエール大学のニコラス・クリスタキス教授らは、元々は心臓疾患の研究で蓄積されていた記録（フレーミングハム心臓研究）を駆使して、ネットワーク内における「感情の伝達」を測定した。簡単に言うと、「感情は人に感染《うつ》るのか?」という研究だ。

これは30年以上の期間、1万2000人以上の家族、親戚、友人、知人、上司、同僚、隣人に関する膨大な記録。マサチューセッツ州のフレーミングハムという、人々の結びつきが密接な地域で行ったためデータを蓄積することができた。

その結果、クリスタキス教授は「3次の隔たり」までは感情と行動が大きく波及することを突き止めた。

Aさんにとって、知り合いのBさんは1次の関係、その知り合いは2次の関係、またその知り合いは3次の関係、またまたその知り合いは4次の関係……と数えていく。

「3次の隔たりまで波及する」とはどういうことか、例を挙げよう。

あなたが会社の「上司」だとしよう。部下のBさん(1次)に対して理不尽に怒ったとする。するとBさんは、妻のCさん(2次)に対してそのストレスを打ち明ける。すると妻のCさんは頭にきて、つい子供のDくん(3次)にイライラをぶつけてしまう。

発端はあなたがBさんを怒ったことだが、それが「3次の隔たり」である子供のDくんにまで波及してしまう。もしかするとBさんの家庭で起きた不穏な空気を察し、愛犬がベッドの下に逃げ込んだかもしれない。こうして、感情は感染っていくのだ。

幸福の波及効果

その逆もある。あなたが「気分がいい」と、その影響を受けた1次、2次、3次の人まで気分の良さが感染っていく。

研究によると「幸せはどのくらい遠くまで波及していくのか」については以下のように結論づけられている。

幸せな人の直接の知人（1次）は幸福度が約15％上がり、その知人の知人（2次）の幸福度は約10％、知人の知人の知人（3次）は約6％幸福度が上昇するそうだ。ちなみに4次の関係の幸福度に影響はなかった。

幸福の波及効果

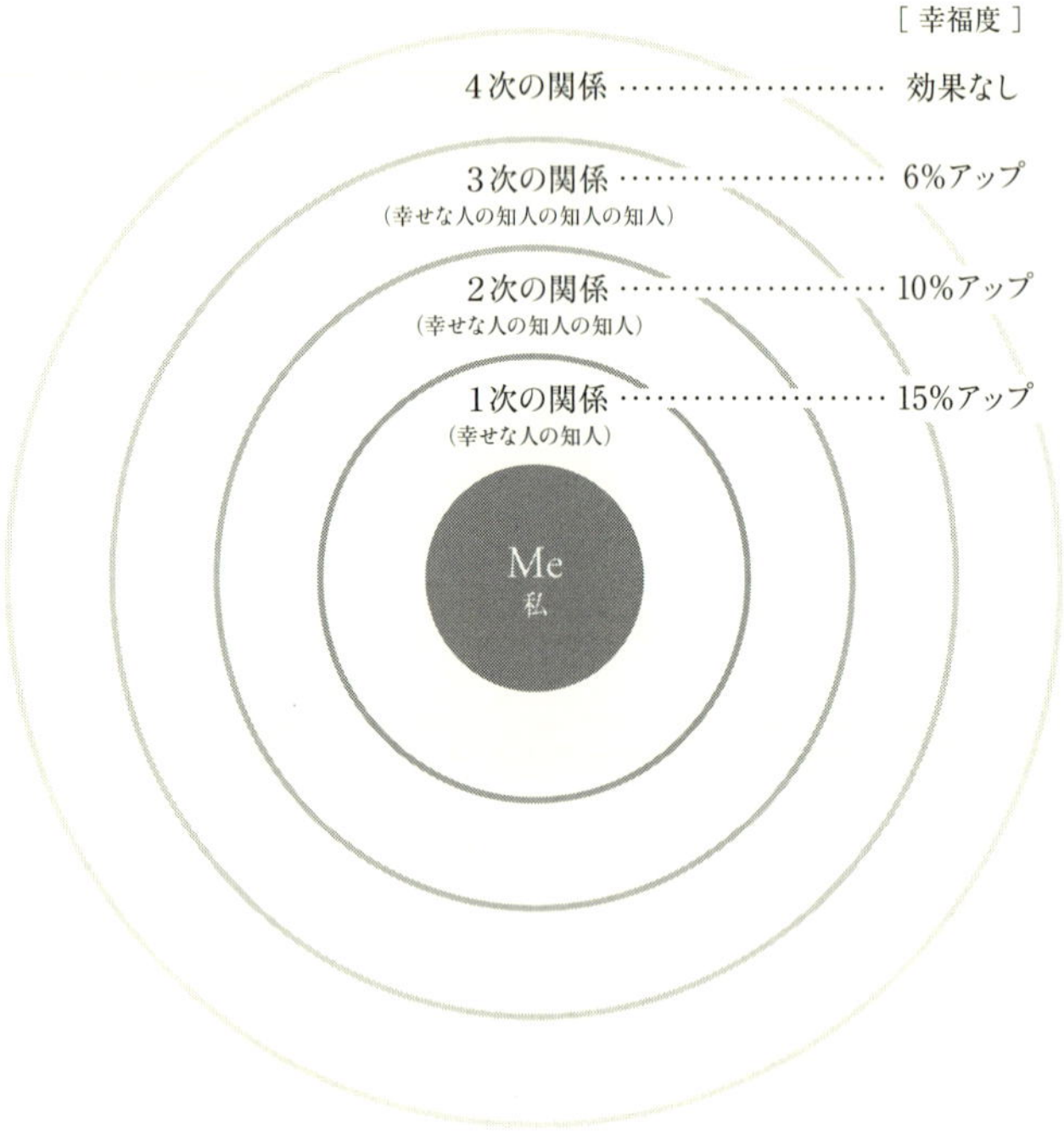

[幸福度]
4次の関係 …………………… 効果なし
3次の関係 …………………… 6%アップ
(幸せな人の知人の知人の知人)
2次の関係 …………………… 10%アップ
(幸せな人の知人の知人)
1次の関係 …………………… 15%アップ
(幸せな人の知人)
Me
私

ハーバード大学の研究によれば、年収が1万ドル増えても幸福度は2％しか上がらない。それに比べて右の数字がいかに大きいかわかるだろう。

ここから見えてくるのは以下の5つだ。

①あなたが幸福なオーラを出せば、3次の隔たりまで幸福度が上がる
②あなたが不幸のオーラを出せば、3次の隔たりまで幸福度が下がる
③幸福なつながりを選べば、あなたも幸福になる
④不幸なつながりを選べば、あなたも不幸になる
⑤あなたは負の連鎖を止め、幸福の連鎖に変えることができる

負の連鎖が自分に影響を及ぼしてきたとしても、それがわかっていれば、自らがその連鎖を止め、幸福なオーラを発することで周囲の人たちを幸せにすることもできるのだ。

つながりがあなたに及ぼす影響は大きいし、あなたがつながりに与える影響もとても大きい。「幸福なつながり」を作ることこそが、あなたの人生をウェルネスにする鍵を握っているということだ。

「つながり」の4タイプ

さて、いよいよここからが本章の核心だ。あなたのつながりを視覚化し、それらが自分に対してどのような影響を与えているかを見ていこう。まずは、あなたのつながりを「安心」「成長」「緊張」「邪悪」の4つのタイプに分類してみてほしい。

つながりを視覚化する目的は、大きな「気づき」を得るためだ。あなたにとって「欠かせない存在」は誰なのか、あなたの「ストレスの中心になっている存在」は誰なのかを把握することで、人生にどのような変化を起こせばいいかが見えてくる。

4つのタイプは次のようなものだ。

安心……あなたのBeing――存在そのものを「無条件」「手放し」で認めてくれる、心から安心できるつながり。心の支えになってくれる存在。抱く感情は、安心、安全、信頼、愛、思いやりなど。

成長……あなたのBeing――存在そのものをしっかりと認めてくれ、かつ、「成長」を助けてくれるつながり。抱く感情は、信頼、やる気、勇気、ワクワク、緊張など。時折、期待を裏切ることへの不安を感じることも。

緊張……あなたのBeing――存在を認めてくれるわけでも愛情を感じるわけでもないが、時間を共にしたり接したりすることで、あなたに良い影響、悪い影響、どちらも与える可能性のあるつながり。安心よりも、緊張を感じてストレスになるが、一概に否定できる存在でもないグレーゾーン。抱く感情は、緊張、不安、そして期待。

邪悪……あなたのBeing――存在そのものを否定したり、脅かしたりしてくるつながり。その人が周囲からどのように評価されているかは関係ない。あくまで、あなた個人を傷つけたり、攻撃したり、否定したり、陰口を言ったりしてくる人。あなたのストレスの原因を作っている中心人物。抱く感情は恐怖、不安、不信、緊張、嫌悪、敵対心、逃避など。

これを四象限の図にしたものが次ページになる。それぞれの枠の中に頭に浮かぶ人を入れていってみてほしい。

縦軸をBeing（あなたの存在そのものを認めてくれるつながり）に、横軸をGrow（あなたが成長する上で欠かせないつながり）にする。

人間が生まれながらに持っているBeing（存在）と、人間が生きていく上で追い求めるGrow（成長）。この2つがとても大切なものだと考えた。

左上から時計まわりに「安心」「成長」「緊張」「邪悪」のつながり（具体的な名称を入れていく。上に行くほどあなたのBeingを受け止めてくれるつながり。右に行くほどあなたのGrowを助けてくれる可能性のあるつながりになる。

ちなみに顔は浮かぶけれど、あなたになんの影響も及ぼしていない人については、どのカテゴリーにも入れる必要がない。分類するのはあなたになんらかの影響を与える人、生き物、モノ、コトに限る。

つながりの4タイプ

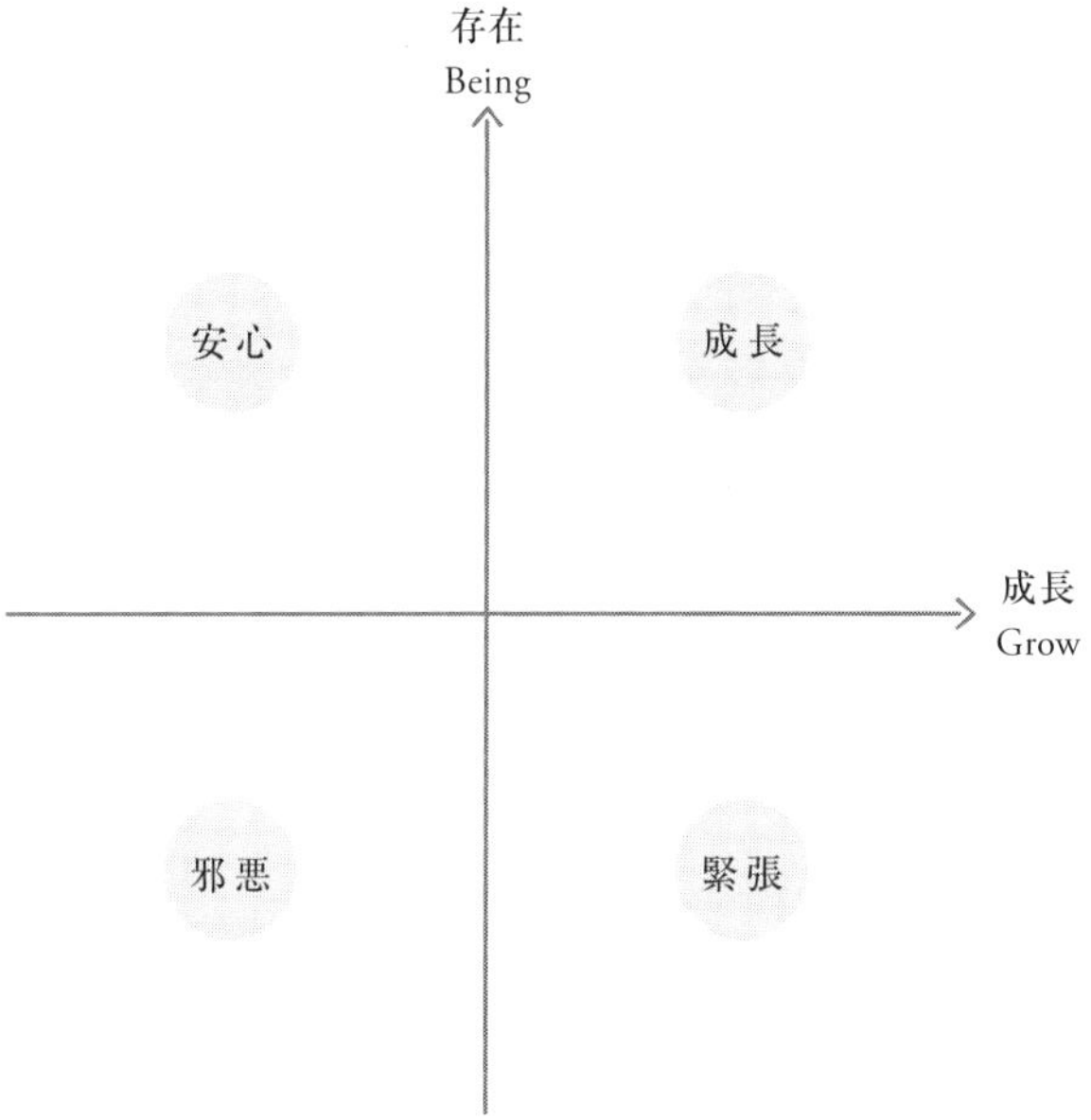

縦軸をBeing(存在)に、横軸をGrow(成長)にする。左上から時計まわりに「安心」「成長」「緊張」「邪悪」のつながりをそれぞれ入れていく。上に行くほどあなたのBeingを受け止めてくれるつながり。右に行くほどあなたのGrowを助けてくれる可能性のあるつながり。

女性Aさん(46歳)の例

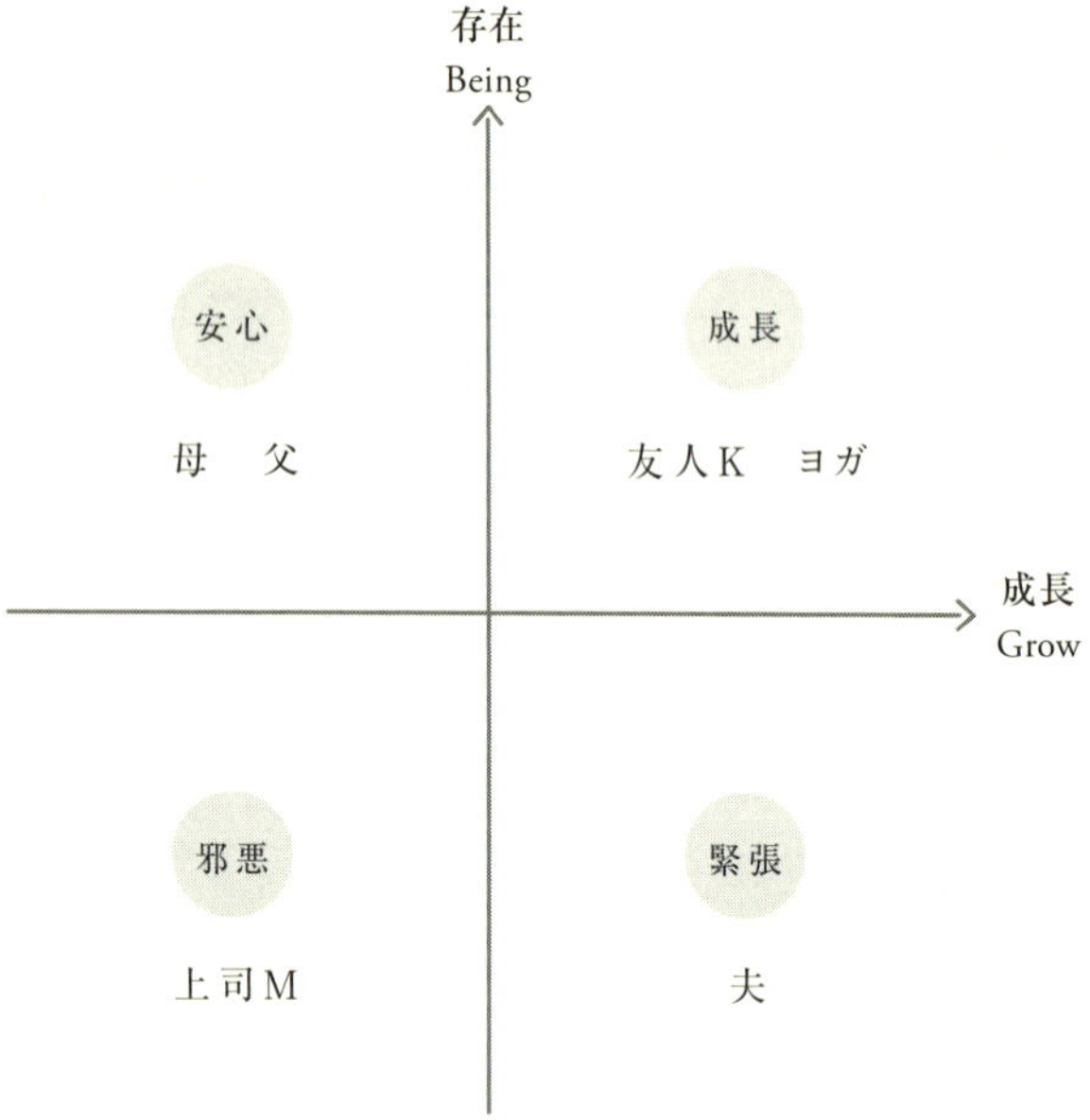

「安心」には両親が。母は亡くなっているが今も彼女の支え。「成長」のKは学生時代からの友人。長年行っているヨガは彼女を高めてくれるもの。夫とは決してうまくいっておらず「緊張」の状態で、関係を修復しようともがいている。「邪悪」には彼女にパワハラをしてくる会社の上司Mが。現在、そのさらに上司に相談をしている。

女性Bさん（32歳）の例

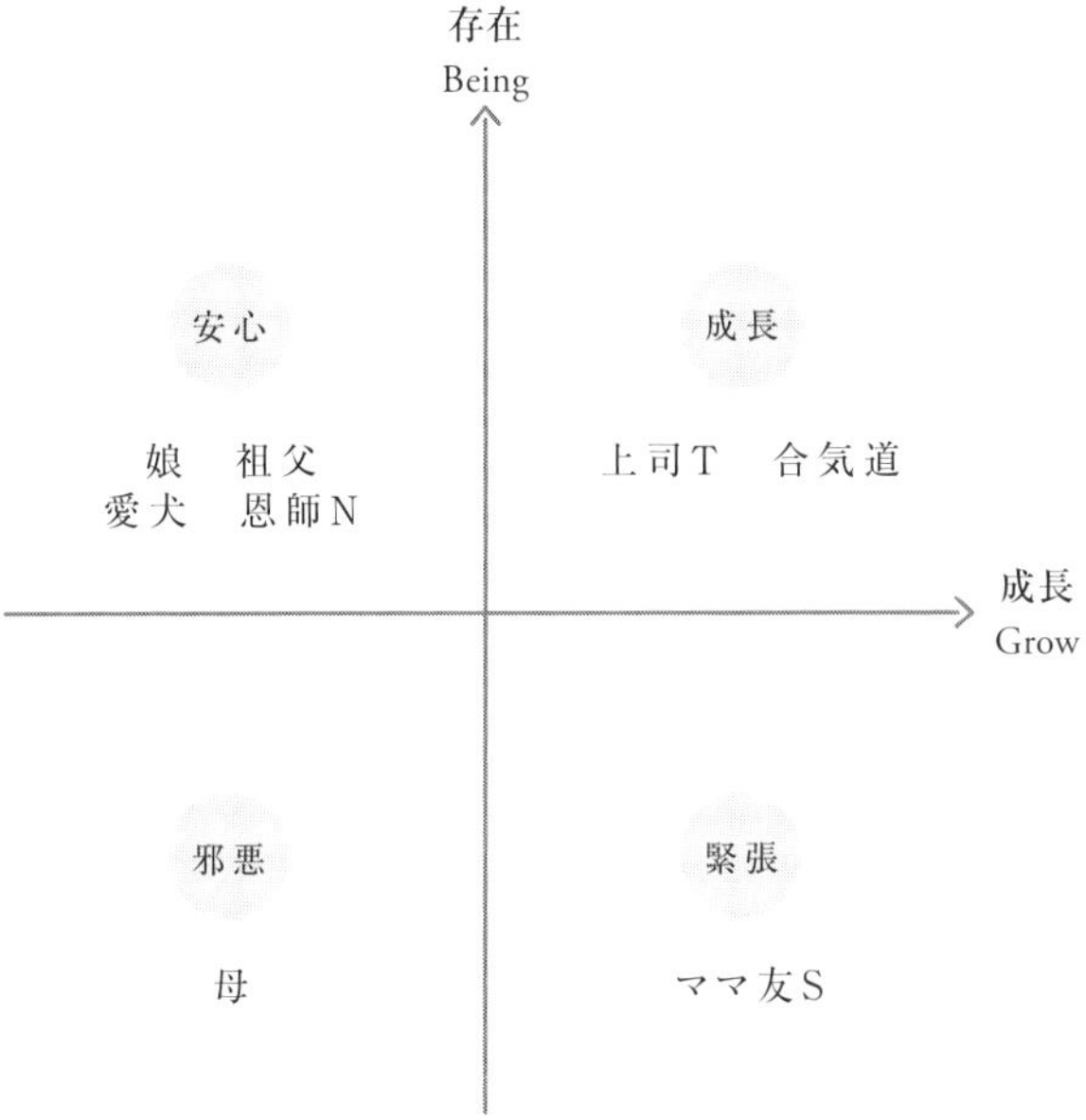

「安心」には自分の命より大切な娘、亡くなった祖父、愛犬、学生時代の恩師で今も親交のあるNが入っている。彼女が小さい頃に両親は離婚しており、父の存在は感じられない。問題は母親で、彼女を「自分のもの」のように支配している。じつの母だけに、どうやって距離をとるか悩んでいる。

「安心」「成長」「緊張」とどうつき合うか

安心、成長、緊張、邪悪。あなたは本書を読みながら、すでに各カテゴリーに誰が入るかイメージし始めていることだろう。ぜひ、時間をかけてじっくりと考えてみてほしい。意外な発見があるはずだ。

まず、**「安心」**。

あなたの存在を「無条件」「手放し」に認めて、愛情をくれる存在。あなたのいいところも足りないところも、丸ごと受け止めてくれる大地のような存在。親かもしれないし、パートナーかもしれないし、親友かもしれないし、愛犬かもしれない。

この人たちは「あなたの味方」であり、あなたを見守り、愛をくれる大切な存在。あなたはこの人たちのことを決して裏切らず、つねに感謝を向ける存在でもある。この世にいる人とは限らず、亡くなった人かもしれないし、あなたが大切にしている思い出、モノ、コトかもしれない。

私の「安心」の中には母や父だけではなく、亡くなった「祖父」が入っている。辛いことがあると祖父の形見の腕時計を左腕にはめ、右手でそれをやさしく覆うようにして目を閉じると、祖父の愛を感じることができる。

毎日一緒にいる愛犬の「あおい」も私にとっては「安心」の大きな存在だ。私が辛いことがあって泣いていると、あおいは決まって私にピタッとついて慰めてくれるのだから。

真っ先に顔が浮かんだその人が、あなたの心の居場所のはずだ。

もしも「安心」の中の誰かと疎遠になっているようなら、電話をしたり、チャットしたりしてあなたの気持ちを伝えてみてはどうだろう。伝えたあなたも、伝えられたその人も、お互いに幸せな気持ちになるだろう。

次に**「成長」**。

このつながりも、あなたの存在を丸ごと認めてくれる人で、あなたがDoingやHavingを求めて努力したり、勉強したり、自分を磨いたりするプロセスを助けてくれる存在。親かもしれないし、会社の上司かもしれないし、パートナーかもしれないし、恩師かもしれない。

私の「成長」の中には〝一生生徒であれ〟と教えてくれる「ヨガ」が入っているし、学生時代から大きな悩みがあると必ず相談に行っていた京都・広隆寺の「観音様（弥勒《みろく》菩薩《ぼさつ》）」も入っている。

学生時代は新幹線に乗るお金がなかったので、東京から京都まで数千円で行ける夜行バスに乗って観音様に会いに行ったことを思い出す。観音様の前に長いときには3時間以上座っていた。悩んでいることを相談すると、背中を押してくれる言葉をくれるような気がして、今でも、京都に行ったときには訪問するようにしている。

また、息子もBeingを高めてくれながら、親として、人間として成長を促してくれる存在だ。

真っ先に顔が浮かんだその人が、あなたが「信頼」する存在のはずだ。

この人たちにも絶えず感謝を伝えよう。そして、その人が困っていたら、今度は自分がその人の助けになろう。

次に**「緊張」**。

あなたとは決して愛情でつながってはいないが、良い意味でも悪い意味でも影響をし合っている存在。自ら積極的につながってはいないが、頭の中にその存在はある。会社の上司や部下かもしれないし、仕事先の誰かかもしれないし、ママ友かもしれないし、同じチーム、コミュニティのメンバーかもしれない。

このカテゴリーはつねに流動的だ。あなたが引っ越したり、転職をしたりするだけで、顔ぶれは一気に変わるだろう。

はじめはあまり好きではなかったけれど、話してみると意外にいい人で、気づけば親友に近い存在になっていた、という経験はないだろうか。この場合、その人は「緊張」から「安心」へと変化したことになる。

その逆に、仕事仲間としては優秀だと思っていたのに、じつは陰であなたの悪口を言い続けている人がいたとする。この人はあなたにとって、「緊張」から「邪悪」に変わったことになる。
また、あなたの接し方次第で、良い方向にも、悪い方向にも転ぶことがある。「返報性の法則」と言って、あなたが親切にすることで相手もあなたに親切を返してくる場合がある。この「親切」についてはのちに詳しく述べることにする。

邪悪な人

最後が**「邪悪」**。

このカテゴリーにはあえて強い言葉である「邪悪」という名称をつけた。なぜなら、あなたの存在そのものを否定してくる人間だからだ。「あなたのために」という顔をしながら引きずり落とそうとしてくる人、あなたが何かをするたびに否定してくる人、あなたの大切なものを踏みにじろうとする人。社会にも、SNSの中にも、こういう存在は残念ながらいるものだ。人によっては暴力を振るうことだってある。

また、つねにネガティブな感情や言葉を発信している人も「邪悪な人」だと言える。負の感情は伝染する。たったひとりのネガティブな人と付き合っているだけで、自分の幸福度が7％も下落するという研究まである。ネガティブな人は自分の話をキャッチしてくれる人に敏感だ。誰かにさんざん愚痴や悪口を聞いてもらい、その誰かが嫌気を抱いて離れていくと、別の誰かを見つけて再び愚痴や悪口を撒き散らす。

もしも、あなたがそのキャッチャーになってしまうと大変だ。「邪悪な人」は相手の時間や成長意欲を奪うことに罪悪感がない。自分は「世界で一番不幸」だと思っていて、自分にはその不幸な状態を人に知らせる権利があり、話さねばならないと強く信じている。そのために悪口や陰口を言うことを正当化する。

このような「邪悪な人」からは「離れる」ことが一番だ。その人にとってあなたは大切な人ではなく、自分の愚痴や悪口のキャッチャーでしかないので、あなたが離れても他の誰かを見つけるはずだ。

悪口や陰口を「聞いてあげる」ことは、じつは相手のためにならない。ネガティブな感情は、それを放出することで脳が快楽を感じてしまう。そのため、怒っている人はより怒りを、悲しんでいる人はより悲しみを増幅させる。聞くことで相手はさらに不幸になるのだ。

こうして4タイプそれぞれを視覚化すると、あなたにとって大切な人やいい影響を与えてくれる人、あなたのストレスの原因になっている人が見えてくるだろう。

4タイプの図に入る人やコトはつねに変化していくはずなので、1年に1回とか、半年に1回などと決めて、定期的にアップデート（更新）するといいだろう。

つながりを強化するカインドネス

「安心」「成長」のつながりを強化し、「緊張」のつながりを良い方向に変化させ、「邪悪」なつながりと距離を置く。これが、つながりをウェルネスにしていくアクションになる。

では、どうすればつながりを強化したり、変化させたりできるのだろう。

つながりを豊かにする最高の方法は「親切にする」ことだ。そんなシンプルなこと？ と思われたかもしれないが、マインドフルネスならぬ「カインドフルネス」の効果は強力だ。

ニコラス・クリスタキス教授の研究「3次の影響ルール」で説明したように、人の感情や行動は「3次の隔たり」まで影響を与える。そこで、人に親切にすることであなたのやさしい感情が伝播していくのだ。


妻に花をプレゼントする。

息子の靴を磨いてあげる。

母親にマッサージをしてあげる。

父親の話をじっくり聞く。

疎遠になっていた親戚に手紙を書く。

会社の同僚の仕事を手伝う。

上司に労いの言葉をかける。

新入社員をランチに誘う。

友人にＨｉとチャットをする。

電車で高齢者に席を譲る。

恵まれない人に寄付をする。

道に迷っていそうな人に声をかける。

愛犬をやさしく撫でる。

庭の木や花に水をやる。


どれも小さなことだが、それをされたほうの喜びは大きい。

想像してみてほしい。

あなたが自宅に帰るとパートナーがあなたのために花を飾ってくれていたら、どんな気持ちになるだろう？

懐かしい友人から「久しぶり！」とメッセージが来たら、どんな気持ちになるだろう？

部下から「いつも助けてくださってありがとうございます」と笑顔で言われたら、どんな気持ちになるだろう？

きっと幸せな気持ちになるはずだ。それをあなたから積極的に行うのだ。

あなたの親切が64人を救う

何ごとも相互につながり合う現代社会では、小さな親切であっても社会と無関係ではない。親切は人間関係に「やさしい波紋」を広げる。その波紋は周囲の人の心や意識にしっとりと影響を与え、さらに波紋が広がる。親切はつながっていくのだ。

カリフォルニア大学のジェームス・ファウラー教授とイエール大学のニコラス・クリスタキス教授は、「波及効果」について多くの研究をしていて、その研究は「親切」にも及んでいる。

その研究によると、あなたが誰かひとりに親切な行動をすると、それが4人にいい影響を与えることがわかった。さらにその4人はそれぞれ4人ずつに親切にし、その人たちがさらに4人に親切にする。

こうしてあなたの一度の行動で、間接的に64人を助けることになる。

その大部分の人には一生会うことはないが、その場かぎりに思えるひとつの親切な行為がはじめの一滴となって、自分が考える以上に温かい波紋を広げるのを想像するとワクワクしないだろうか。誰だって「日常のヒーロー」になれるのだ。

『親切は脳に効く』の著者で有機化学博士のデイビッド・ハミルトンは、著書の中でこう書いている。

「親切にする瞬間、何かが働く。私たちが親切にふるまうのは、心のどこかでそれが正しいことだと知っているからだ。自分が得をするからとか、その他もろもろの理由はきれいに消え、かわりに相手とつながっているという感覚や、思いやり、相手のほっとした表情や笑顔（あるいは犬が尻尾をふる様子）を見たいという気持ち、助けようとしている相手は大丈夫なのかを確かめたいという思いが生まれるのだ」

『親切は脳に効く』より

親切をした人の脳に起こっていること

誰かに親切にすることは、単に気分が良くなるだけではなく、体にもいい影響を与える。相手を思いやると「脳の幸福度」が最高に高まることが脳科学の研究で明らかになっているし、血管が拡張して血圧が低下することもわかっている。親切はストレスレベルを下げるし、老化を遅らせることもある。

私は20年ほどヨガを教える仕事をしている。そのため、様々な瞑想法を実践してきたが、その中でも特に心があたたかくなるのが「慈悲の瞑想」だ。

これは自分や他者を思い浮かべながら、慈悲のフレーズを唱える瞑想で、具体的にはまずはじめに「自分の幸せ」を願い、次に「大切な人たちの幸せ」を願う。こうして、自分と他者を一体化していきながら、分け隔てなく幸せを願っていく。

慈悲の瞑想は、仏教の「慈悲喜捨《じひきしゃ》」という考えがベースになっている。

- 慈：慈しむ心
- 悲：哀れみの心
- 喜：喜びの心
- 捨：無差別平等に願う心

これらを唱えることで、親切と思いやりの感覚が芽生え、幸福感に満たされていくのだ。

『親切は脳に効く』の中で、こんな話が紹介されている。

アメリカのスタンフォード大学の研究チームが、瞑想をしている修行僧たちの脳波を調査するためチベットの仏教寺院に赴いた。脳の活動状態がリアルタイムにわかるｆＭ

RI（機能的核磁気共鳴映像）という方法を使って計測しようとしたところ、僧の脳に計測機器をつなげても、数値がきちんと読み取れない。文字盤の針が動かなくなってしまったのだ。

チームは大学に連絡をとり、計器が故障したため新しい部品を送ってほしいと伝えた。ところが、届いた新品の機器を使っても、脳波がきちんと測れない。そこで、研究者のひとりが自分の脳につなげてみると、正常に動いた。

機器は故障などしていなかった。瞑想中の僧の脳波は出力が高すぎて、針が振り切って最高値で動かなくなっていたのだ。幸福度を高めるセロトニンを分泌する部位の活性度が最大になっていた。

僧の脳から高い測定値が得られた原因は、脳内の様々な部位に密度の高いネットワークができているためだと考えられた。瞑想中、僧たちはとても幸せそうで、よく笑っていたことも注目された。

「親切によって脳内の化学物質に変化が起こるとする研究がある。親切は、プラスの感情にかかわる神経伝達物質『ドーパミン』や『セロトニン』の分泌量を増やし、絆のホルモンとも言われる『オキシトシン』も作り出す。さらに親切によって脳内の天然モルヒネやヘロインともよべる『エンドルフィン』が作られる。親切は完全に合法な物質と完璧にハイな状況を作り出せるのだ」

『親切は脳に効く』より

4タイプのうちの「安心」「成長」のカテゴリーの人たちには、つねに親切にしよう。あなたとの関係が強化され、お互いに幸せな気持ちになるはずだ。

「緊張」の相手に対しても、自分から親切にしてみよう。それまではBeingでつながっていなかったとしても、あなたからいい影響を与えることで、関係性がいい方向に変化する可能性がある。

親切にすることとは、相手のBeingを尊重する行為でもある。あなたが相手の存在そのものを受け入れることで、相手も同じようにしてくれるかもしれない。

これを意識して行っていると、あなたは自分自身のことを「やさしい人でありたい」と思うようになるし、つねに誰かに「やさしくしたい」と感じるようになるだろう。それを実行することで、相手に喜ばれ、その様子を見てあなたもうれしくなるだろう。そんな「ウェルカム・ループ」（なりたい・やりたい）を作ることができれば、あなたの心の喜びの鐘はつねに鳴り続け、幸福感で満たされることになる。

モノやコトにどうやって親切にするのか

親切の対象は人だけではない。モノやコトにも親切にできる。

思い出してほしい。子供の頃、「ぬいぐるみ」はあなたにとってどんな存在だっただろう？

部屋に帰ればいつも待ってくれている大切な存在だったはずだ。実際、医学的にもぬいぐるみは安心感をもたらし、精神を安定させる効果があることがわかっている。それを触り、抱くことで、不安や寂しい気持ちが軽くなる。これはぬいぐるみが大切な存在だったからだ。

思い出してほしい。子供の頃、「野球のグローブ」はあなたにとってどんな存在だっただろう？
週末、野球のユニフォームを着て家から飛び出して自転車にまたがるとき、いつもグローブはあなたのそばにあっただろう。それを手にはめ、守備につくと、あなたとグローブはつながり、「一体」になったはずだ。
練習が終わると、誰もいないグラウンドに感謝の礼をして、球場をあとにしたことだろう。

2018年に行われた冬季オリンピックに、スピードスケートの日本代表として出場した小平奈緒選手は、女子500メートル競技で見事に金メダルを獲得したあと、記者のインタビューにこう答えている。

「氷との対話を楽しみました」

彼女は2022年の引退まで、「氷との対話」を欠かさなかった。練習では氷に「弾かれている。喧嘩している」という感覚があるときでも、試合前に整氷されたリンクで思い通りの滑りができたときは「氷と親友になれたかも」という表現を使っていた。彼女にとって氷は、ただの氷ではないということだ。

きっと、もうおわかりだろう。モノやコトともつながりはある。そして、そこには「思いやり」が込められているはずだ。

小平選手にとっての「氷」。

甲子園球児にとっての「土」。

あなたが子供の頃の「アルバム」を見るとき、両親への感謝の気持ちが湧き上がるだろう。

私は亡くなった祖父からもらった腕時計を、今も大切に持っている。

捨てることで始まる新たな人生

一方、昔、彼からもらったジュエリーや一緒に撮った写真を「捨てる」ことで、思いを断ち切ったことはないだろうか。
ずっと捨てられなかった思い出のモノ。
ずっと忘れられなかった思い出の場所。
それらを断ち切ることで、あなたは新しい人生を進むことができる。

モノやコトには思いやりを込めることができる。
モノやコトとは思いやりでつながることができる。
モノやコトを捨てることで新しい人生が待っている。
思いやりは白でも黒でもない。じつにカラフルなのだ。

「人」とのつながり。
「動物」とのつながり。
「モノやコト」とのつながり。

これらのつながりで得られる幸せな気持ちの本質は思いやりだろう。

自分が孤独にならないためにつながりを作ろうとする行為は利己的と思われるかもしれない。でも、はじめは利己的な動機だったとしても、つながることで自らが幸福になり、それを人々に伝播させていくことで思いやりの波紋を広げることができる。

あなたは、社会と「親切でつながる」ことができるのだ。

もしも身近な人が邪悪だったら

つながりをウェルネスにしていくためには、「安心」「成長」のつながりを強化し、「緊張」のつながりを良い方向に変化させ、「邪悪」なつながりと距離を置くことだ。

問題は、「邪悪な人」が、親やパートナーなどの極めて近い存在のとき。そう簡単に「離れる」ことができないからだ。

本書のプロローグで紹介した〝金魚になった彼女〟は、長年苦しめられてきた母親と暮らす実家を飛び出し、ひとりで暮らすようになって安心感を得た。彼女はその状態を

「まるで金魚鉢に入った金魚のように守られている」と表現した。

本章の最後に、もうひとり、私の知人の話をしよう。


現在50代の彼女は、長年にわたって厳しい両親に苦しめられてきた。彼女の母親は極端に世間体を気にする人で、娘が社会的に「いい子」でないと気が済まなかった。いつもニコニコしていて、はきはきと挨拶をし、成績も優秀。周囲から「○○さんの娘さんは本当にいい子ね」と言われることが、母親の自尊心を満たしていた。

彼女はそんな母親の期待に応えようと、いつも笑顔で生きていた。

父親は激昂型で、気に入らないことがあるとすぐに怒鳴り散らし、母親に手をあげることもあった。彼女の母親もまた、苦しかったのかもしれない。父親は彼女に対してもつねに「ダメなところ」を指摘したし、いつも不機嫌だった。

それでも彼女は笑顔だった。大人になってからはゴミを出すときでさえ完璧な化粧で出かけたし、誰に対しても「いい子」を貫いていた。

やがて彼女は年下の男性と結婚する。ようやく実家を出て、夫の経営する会社を一緒に切り盛りするようになる。しかし、幸せは長くは続かなかった。夫もまた、彼女を罵り、暴力をふるったのだ。その姿はまるで父親そっくりだった。

やさしかった夫の変貌ぶりに、彼女は戸惑った。そして、こう思うようになる。

「やさしかったこの人を、こんなにしてしまった私が悪い」

「離婚」の2文字が何度か脳裏に浮かんだこともあるが、夫への責任をまっとうしないとならない。また、誰よりも世間体を気にする母親に相談しても許してくれるはずのないことは、彼女が一番よくわかっていた。それでもこのまま一緒にいると自分が壊れてしまう。彼女にとれる唯一の選択肢は別居だった。

仮面の女性

私が彼女に出会ったのは、彼女がそんな別居生活を20年以上続けた頃だった。彼女の相談は「最近太りやすくて、やせたいんです」というものだった。相談中も彼女は完璧な化粧で、笑顔をたやさず、時折自分を卑下しながら誰にも攻撃されない言葉を、丁寧に使っていた。

ところが、セッションの後半に差し掛かった頃、私の次のひと言によって彼女は泣き崩れたのだ。

「仮面を脱ぎましょうか」

母親の顔色を気にし、誰からも「いい子」に見られようと努力してきた人生。夫が自分に手をあげることさえも、「私のせい」と思うように努めてきた人生。

彼女の笑顔の奥に潜む強烈な孤独を感じた私が、思わず放ったひと言。それまで必死に隠してきた彼女は、生まれて初めて人からそんなことを言われ、泣き、崩れ、なんとか顔を上げて私に向かって自分の半生を語り始めた。母親のこと、父親のこと、夫のこと、何度も自殺を考えたこと――。

彼女は長い間、真っ黒な部屋に閉じ込められているような感覚を覚えていたという。

私は、ただただ話を聞いた。

そこから2年近くが経った。その間も彼女とは何度も話をしたが、私は彼女に対して、体の相談以外は「こうしたほうがいい」というアドバイスは一度もしなかった。つながりを断つかどうかを決めるのは、彼女自身だからだ。

ある日、彼女は私をまっすぐ見てこう言った。

「会社の経営を分けることにしました」

夫の会社を2つに分社し、それぞれが経営者になってお互いの経営に口を出さないことにしたという。私は「がんばりましたね」とだけ伝えた。

彼女は離婚を決断したわけではないが、それでも、別居をして会社を分けることを選んだ。どんな気持ちかを尋ねると、

「前は真っ暗な部屋にいるようだったのですが、そこから真っ白な部屋に移動してきた感じです。これから何をすべきかわかりませんが、なぜか、心が晴れています」

その後、彼女は「経済的自立ができたら離婚する」と決めたようだ。彼女は苦しめられてきた家族とのつながりに距離を置くことを選んだと同時に、過去の「いい子」だった自分とのつながりを断つと決めたのだ。

彼女にとってそれはとても勇気のいることだったし、戸惑いがまったく消えたわけではないが、そう決めたあとの彼女の笑顔は以前のそれとは違って晴れ晴れしていた。彼女は仮面を脱ぎ、自分の意志で一歩を踏み出したのだ。

彼女の決断は、あくまで1ケースに過ぎない。「邪悪な人」との距離の置き方は人それぞれだろう。家族という存在は、私たちに良くも悪くも大きな影響を与える。次の章では、そんな家族とのつながりについて、さらに突っ込んで話をしてみたい。

章のまとめ

- 「世界幸福度ランキング」で日本は最下位
- 孤独は死亡リスクを高める
- 長寿地域「ブルーゾーン」の生活様式に学ぶ
- つながりは3次の隔たりまで影響する
- つながりは「安心」「成長」「緊張」「邪悪」の4タイプ
- 「安心」「成長」を強化する
- 「緊張」を良い方向に変化させる
- 「邪悪」と距離を置く
- 親切がつながりを強化する
- 人に親切にすると幸福度が上がる

Part

7

家族とのつながり

Family

「愛するものと暮らすにはひとつの秘訣がいる。
相手を変えようとしないことだ」

――ジャック・シャルドンヌ（フランスの小説家）

闘争か、逃走か

本章ではあなたにとって「一番近いつながり」の人について話そう。家族だ。夫、妻、パートナー、母、父、兄、弟、姉、妹、息子、娘――。最も大切で、ときには最も厄介なこのつながりについて考えることは、あなたのウェルネスに大きな影響を及ぼすはずだ。

「fight-or-flight response」(ファイト・オア・フライト レスポンス)

1929年、生理学者のウォルター・B・キャノンによって提唱されたこの理論は「闘争か逃走反応」と呼ばれる。「ファイト」は闘う。「フライト」は逃げる。

人間は危険を察知したときにストレスを感じる。たとえば、ライオンに襲われそうになったときに「闘争か逃走反応」が起こる。交感神経が刺激され、頭や目が冴え、脈拍や血圧が上がり、「闘う」のか「逃げる」のかを判断することになる。

もしも、このときにストレスを感じずのんびり構えているとライオンに襲われ命を落としてしまう。これは身を守るための必要なストレスなのだ。

これは人間に限ったことではなく、キャノンによると動物は恐怖に反応して交感神経の神経インパルス（電気化学的な信号で、神経細胞内で情報を伝達するメカニズム）を発し、自身に闘うか逃げるかを差し迫るという。血流量を増やして全身の筋肉に酸素と栄養素を瞬時に供給し、万が一の怪我に備えて出血を少なくしたり、血液凝固を早めたりするための準備に入る。

これはあくまで「緊急反応」であり、恐怖を感じた短時間においてこの反応を起こすのはあくまで適応の範囲だが、これが常態化してしまうと心身共に疲れ切って、やがて壊れてしまう。

夫婦のファイト・オア・フライト

私の友人夫婦の話をしよう。40代前半のその夫婦は数年前から関係がうまくいっていなかった。夫は妻を愛していたが、妻の言動をいつも「正そう」としていた。妻が仕事から帰るのが遅くなると「仕事の効率が悪すぎる。職場が合っていないのではないか」と責め、妻の息子への声かけを聞くと「その言い方では子供がやる気にならない」と責めた。

妻は冷静で、夫の意見に対して自分はなぜそうしているのかを説明し、理解を求めた。しかし夫はそんな彼女の様子に腹を立て、自らの正統性を主張して妻を正そうとヒートアップしてしまう。

妻がさらに言葉を尽くそうとすると夫はさらに怒りをあらわにし、大声でまくしたてると、最後は決まって書斎に入ってドアをバンッと閉めた。

夫婦喧嘩でストレスのかかった夫は、アドレナリンが出て心拍数が上がり、「闘う」か「逃げる」か選択していただろう。冷静な妻を見ながらヒートアップして「正そう」とする行為はファイト。しばらくして書斎に逃げ込む行為はフライト。

短時間のうちに闘争と逃走を繰り返すのだから、夫のストレスレベルはかなり高いものだったはずだ。

一方、妻は努力していた。激しさを増す夫の姿を見て、「昔はやさしかったこの人がこうなってしまったのは私にも原因がある」という思いが強くなっていた。

夫に与えたラストチャンス

彼女もまた、夫を愛していた。しかし、わかり合えない今の状態に限界を感じており、「離婚」の2文字が頭から離れなくなっていた。

彼女にはずっと葛藤があった。夫が自分を責めてくる内容はいつも間違っているわけではない。彼の気持ちを理解できる部分もある。一方で、夫が浴びせてくる言葉の数々は極めて不快なもので、彼と離れているときにもその言葉が頭の奥のほうから聞こえてくることがある。

気持ちは理解できる。

正論のこともある。

でも、彼の言葉にすごく傷つけられる。

いつもモヤモヤして気持ちが晴れない。

この事実とどう向き合っていくか、彼女はずっと考えていた。

ある日、彼女は夫の機嫌が良さそうなときを見計らって、彼を近所のレストランに誘った。そこで自分の気持ちを素直に伝えることにしたのだ。

「あなたが言っていることは理解できることも多い。でも、私に浴びせかける言葉やそのときの激しさは、私をとても深く傷つけている。このままでは苦しくて一緒にいられなくなる。私を尊重した言葉を使ってほしい」

妻の突然の言葉に不意打ちをくらった夫は、少し混乱した様子で「夫婦喧嘩になれば少々激しくなることだってあるよ……」とだけ言った。妻は、自分は夫婦喧嘩だと思っていないこと、一方的に責められているだけであること、あなたが興奮して大声を出したり壁を叩いたりするのが恐怖であることなどを伝えた。

夫は力なく「わかった」とだけ言って、食事が終わるとひとりで店を出ていった。

妻は、その会話が離婚を回避するためのラストチャンスだと考えていた。

第三の手段「Be friend」

夫の変化に妻は気づいた。あのとき、店を出ていった夫だったが、夫婦の関係を修復するために使う言葉を選ぶようになった。それまでの彼は彼女の言動を「正す」どころか、「傷つける」ことが目的であるかのように心ない言葉を使っていたが、今ではそれがだいぶおさまり、激しい口調になりそうになると彼が自制をきかせているのが彼女にはわかった。

夫婦関係が円満になったわけではないが、彼女のモヤモヤは以前ほどではなくなった。夫も、妻も、互いに対して「ありがとう」を言う機会が自然に増えていた。夫は妻を尊重し始めたのだ。

この間、妻はファイトとフライトのどちらも選ばなかった。フライト――彼女にとっては離婚が頭をよぎったことは何度もあるが、彼女は第三の手段を選んだ。

「Be friend（ビーフレンド）」

直訳すると「友達になる」。つまり「理解し合う」という手段を選んだのだ。

夫や妻、パートナー、母、父、子供――。こういった一番近いつながりに対して、人は往々にして、

「何を言っても許される」

と思いがちだ。この夫婦の例で言うと、夫は妻の言動を正すためであれば、どんな言葉であろうと構わないと考えていただろう。彼にとっての「正義」はやがて鋭いナイフのような言葉になって妻を切りつけていった。

何より、夫は妻のBeing——尊厳に対して無自覚でいた。彼女が傷ついていること、いつもモヤモヤしていること、それが大きなストレスになっていることを知らなかった。毎日、顔を合わせている夫婦であっても、相手のことを知らないものだ。

妻が夫と向き合って気持ちを素直に伝えたことで、夫はそれに気づき、自分の言動に注意を払うようになった。

妻の「Be friend」によって、夫は彼女を失わずに済んだ。

たとえどんな正論であっても、どんなに正義の言葉であっても、相手が深く傷ついたのなら、その言葉は使うべきではない。相手の尊厳は守るべきで、その気持ちがあれば互いに心地よく過ごせる。

夫婦といっても元々は他人であり、相手を傷つける言葉を叩きつけていいはずがないのだ。

「我慢する」でも「言いすぎる」でもない対話法

1949年、アメリカの心理学者ジョセフ・ウォルピによって開発されたのが「アサーティブ・コミュニケーション」だ。アサーティブ（Assertive）とは「断定する」「言い張る」「自己主張が強い」といった意味だが、アサーティブ・コミュニケーションは自分の意見を押し通すわけでもなく、我慢するわけでもなく、お互いを尊重しながら考えをしっかり伝えるコミュニケーションのこと。

「我慢する」でも「言いすぎる」でもない対話法。それがアサーティブ・コミュニケーションだ。開発者のジョセフ・ウォルピは自己表現のスタイルを次の3つに分類している。

1　アグレッシブ（攻撃的な自己表現）

相手の意見、感情、立場などを無視し、自分の気持ちや正当性を伝えることを最優先する。自分が満足することが目的で、相手より優位な立場に立とうとして攻撃的になる。相手は萎縮し、警戒し、傷つき、ストレスを抱えることになる。

2　アサーティブ（相手を尊重しながら自己主張もする）

相手の気持ちや立場を尊重して意見を受け止めながら、自分の気持ちや意見、主張についてもしっかり伝える。相手を傷つけないように、そのシーンに合った適切な言葉や態度をチョイスしてコミュニケーションする。冷静で互いに納得できる話し合いになりやすい。

3　ノンアサーティブ（自己主張せずに受身でいる）

アグレッシブの真逆な自己表現。自らの主張はせず、受身に徹する。対立、議論、争いを避けるために自分より相手を優先させる。周囲の目を気にし、曖昧な表現を使いがち。相手の主張が間違っていようとも受け入れてしまうため不満やストレスを溜め込みやすい。

アサーティブ・コミュニケーション

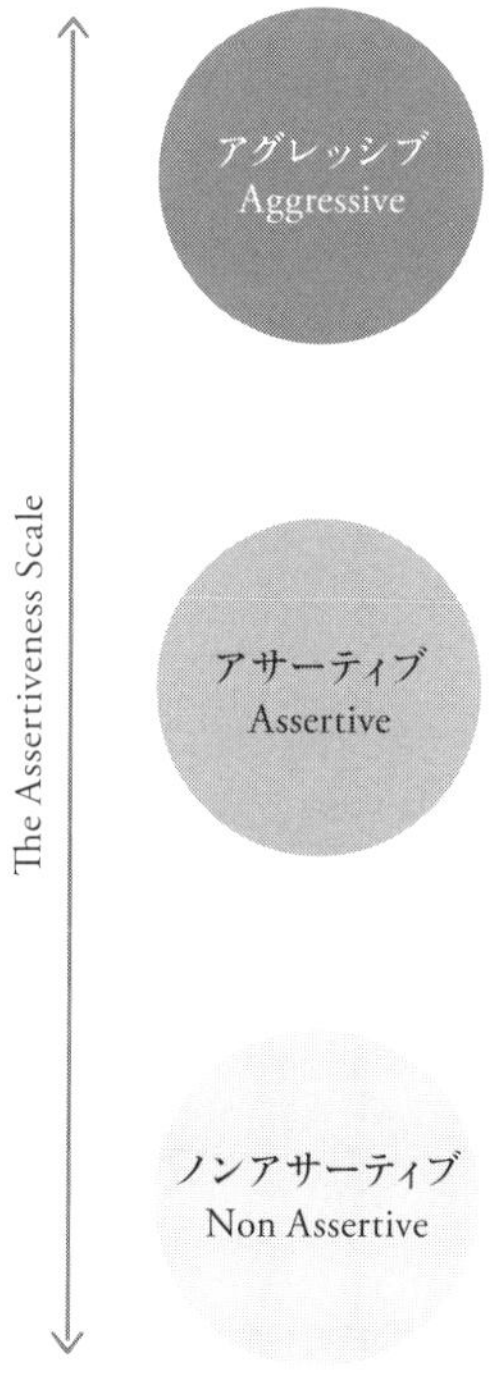

あなたのコミュニケーションスタイルは1から3のどれだろうか？

先ほどの夫婦の場合、夫は典型的な1の「アグレッシブ」だった。妻の尊厳を守ろうとはせず、自分の主張を押し通そうと攻撃的になって、都合が悪くなると逃走した。

それに対し妻は、2の「アサーティブ」なコミュニケーションをとった。夫の気持ちを理解しつつ「伝え方」を直してほしいと主張をした。その後、夫が歩みよったのは、自分の意見を否定されたからではなく、伝え方によって妻を傷つけていると知ったからだ。

もしも彼女が1の「アグレッシブ」だったら、夫婦は戦争状態になり、早く終わりが見えていただろう。3の「ノンアサーティブ」だったら、夫に対して終始受身になり、ストレスで心身を壊してしまったかもしれない。

彼女がアサーティブ・コミュニケーションをしたからこそ、悪化していた夫婦関係に修復の兆しが見え始めた。彼女は夫を変えようとしたわけではない。自分の尊厳を守るために、夫に使う言葉を変えるように頼んだのだ。

夫婦やパートナーとの関係は終わりが来たからといって悪いわけではない。だが、お互いに愛があって両者が関係継続を望むのならアサーティブ・コミュニケーションによってつながりを保つことができるかもしれない。

フェリックス・エルワートとニコラス・クリスタキスが行った40万組にのぼる「夫婦の調査」によると、配偶者に先立たれた人が、その後まもなく亡くなる可能性は、男性で18％、女性で16％も上昇したという。夫婦にとって関係を継続するかどうかは、つねに課題として突きつけられるものだが、その選択をする際にこのようなデータを知っておくことはなんらかの役に立つかもしれない。

勝つか学ぶかしかない

人は「言葉」でつながりもするし、傷つきもする。夫婦やパートナー関係であれば、「解消する」という選択肢があるが、親子関係ではそれが難しい。特に小さな子供は親を選ぶことができないため、浴びせられる言葉によって人生を左右されてしまう。

私も小学5年生の息子に対して、反省すべき点がある。彼はニューヨークで生まれ、普段は英語を話しているので、日本の国語があまり得意ではない。とはいえ、親としては母国語をしっかり勉強してほしいため漢字のドリルをやってもらうのだが、なかなか字を覚えない彼にイライラして、こう言ってしまったことがある。

「これ3年生の漢字だよ!? そろそろ覚えようか」

彼は悲しい表情を浮かべ、完全にやる気を失ってしまった。5年生の彼に対して「3年生の漢字」と言ったことでプライドを傷つけ、「そろそろ」という言葉によってダメ押ししてしまった。人は誰かを傷つけようとするとき「また」「相変わらず」「どうせ」といった言葉を使いがちだ。私の場合は「そろそろ」だった。イライラして言葉を発したため、彼のBeingを傷つけてしまったのだ。

深く反省した私はそれ以来、彼が勉強でミスをしたときにこう伝えるようにしている。

「失敗は学びのチャンスだよ。間違えたからこそ正解を自分で調べるから、新しい知識が増えるよね。正解がわかったらママにも教えて」

そう言うと息子はやる気になって辞書で漢字を調べ、私に教えてくれる。

大切なことは、スコアが良かろうと悪かろうと、子供のBeingを守るということ。たとえスコアが悪くても子供を脅かさないということ。それが彼にも伝わるから。

それともうひとつ、大切にしたい考えがある。

I never lose.
I either win or learn.
(私に負けはない。勝つか、学ぶかだ)

これは、27年もの間理不尽に投獄されながらも、人種差別と闘い続け、のちにノーベル平和賞を受賞した南アフリカの元大統領、ネルソン・マンデラ氏の言葉だ。

「勝つか負けるか」しかないのではなく、「勝つか学ぶか」しかない。親も、子も、そう思っていれば、「挑戦していい」のだと思えるし、たとえミスをしてもそれを「学ぶチャンス」だと前向きに捉えることができる。

「You either win or learn!」

息子にそう伝えると、彼はとても楽しそうに勉強するようになった。私もイライラしなくなった。

アドレナリンとカウントバック

「怒り」について付け加えておきたい。自らの優位性を脅かされた人が怒りの感情を持つのは一種のストレス反応だ。「闘争」か「逃走」かジャッジするためにストレスがかかり、副腎髄質よりアドレナリンが分泌される。

アドレナリンの役割は運動器官への血液供給を増やすことで、これによって速く走ったり、激しく運動したりすることが可能になる。怒った人がドアを「バンッ!」と勢いよく閉めたり、壁をドンドン叩いたり、大声を出したりするのは、放出したアドレナリンの作用によって興奮状態になり、大きな音を出すことで、さらに興奮作用を高めるためだ。こうしてますます破壊的な言動をするようになる。

怒りを抑える「アンガーマネジメント」では、怒りのピークは6秒間だとされていて、自分がカッとなったときには「カウントバック」という手法をとる。つまり、頭の中で6秒まで数えることで、落ち着きを取り戻そうとするのだ。

脳の扁桃体が怒りを感知して、それを言動に表すまではわずか1秒足らずだが、その反射的な反応をいかに技術（カウントバックなど）や理性でやり過ごすことができるかで、人を傷つけなくて済む。

食事とコミュニケーション

本章ではここまで「コミュニケーション」をテーマに話をしてきたが、最後に大切な人とのつながりと幸福感の関係について、「食事」の観点から書いておきたい。誰かと食事をするという行為は、毎日の暮らしの中でコミュニケーションを深めるとても重要なものだからだ。そしてこれが、健康にも大きな影響を及ぼす。ここからはユニークな実験結果と併せて話をしていこう。

あなたが友人2人とランチをしにレストランに行ったときのことを想像してほしい。席について、何を食べるかメニューを見始める。前菜やスープ、メインディッシュなど様々あるメニューの中で、自分が食べたいものをいくつか絞っていく。あなたは「これを食べようかな」と決めたあたりで顔を上げ、友人たちが何を頼もうとしているのかさぐりを入れてみる。

「みんな、何を食べるの？」

まだ迷っている友人もいれば、とっくに何を頼むか決めている様子の友人もいる。そこにウェイターがオーダーをとりにやってくる。すると、とっくに何を頼むか決めていた友人が待ってましたとばかりに、こう注文をする。

「アボカドサラダとミネストローネをお願いします」

えっ？　サラダとスープだけ⁉　何そのヘルシーな注文。私はハンバーグとライスを頼もうと思っていたのに……。

すると別の友人が「私も……同じで」とウェイターに伝える。

あなたも⁉　……たしかに、私もサラダを食べたほうがヘルシーだし、ひとりでハンバーグを食べるのは恥ずかしいし、今日はみんなと〝ヘルシーランチ〟ということにしよう。

「私も、同じで！」

このような体験をしたことがあるはずだ。あなたにとってサラダは決して食べたいものではなかったとしても、他の誰かがそれを注文することでネガティブなイメージが払拭されて食べたいものに変わったのだ。

最初に誰が、何を頼むか

レストランで最初に注文した人がサラダを注文すれば、そのテーブルの他の人たちもサラダを注文する可能性が高い。誰かが食後にデザートを注文すると、他の人もデザートをオーダーする可能性が高い。じつは、そんなイリノイ大学の研究結果がある。

イリノイ大学の食品経済学者、ブレナ・エリソン准教授は、オクラホマ州スティルウォーターのレストランのランチのレシートを3か月間にわたって分析するというユニークな研究を行った。この間エリソンは、実際にレストランに潜入して客たちの会話を聞き続けたそうだ。

その結果、同じテーブルに座っている人たちは、同傾向のメニューをオーダーすることがわかった。仲間がヘルシーフードを注文すれば自分もそうしたくなるし、思い切ってお金を使って高カロリーなメニューを楽しもうと誘われればそうする。

「この研究から得られた大きな教訓は、周りに座っている人々と同じような選択をすると、より幸せになるということ」

こうエリソンは語っている。つまり、メニューそのもの以上に、仲間の選択と同じ選択をすることが重要であり、それによって幸福感を得ているということだ。

大切な人をウェルネスにしたいなら

Part2で詳しく述べたように、毎日の食事は健康を作る上で最も大切な要素と言ってもいい。じつは、ここにもつながりが深く影響している。

アメリカ心臓協会（AHA）の調査では、91％の「親」が家族で食事をするとストレスが減ると回答している。調査対象者の84％が、家族ともっと頻繁に食事を共にしたいと答えている。

しかし多くの人が、ひとりで食べたり、車の中で食べたり、歩きながら食べたり、スマホを見ながら食べたりしている。

ニューヨークのマンハッタンにはフードトラックと呼ばれる屋台が充実しているし、テイクアウトできるレストランも多数ある。そのため、お昼時になると、公園でひとりでランチを食べたり、歩きながらホットドッグを食べたりしている人を多数見かける。食事を楽しむというより、食べ物を口に流し込むといった感じだ。これでは幸福感を得られない。人は誰かと一緒に食事を楽しむことで、幸せを得るからだ。

エリソンはこう言っている。

「私たちは一緒に食事をする人たちと調和したいのです。人々が多様性を求める行動をとるだろうという期待に反して、私たちは他の人とそれほど違うことは望んでいません」

あなたが孤独やストレスを感じているのなら、大切な人と一緒に食事をするだけで気持ちが楽になるかもしれない。

また、親やパートナーなど、幸せにしたい人がいるなら、その人を誘ってレストランに出かけてみてはどうだろう。その際には、あなたが率先してヘルシーなメニューをオーダーし、大切な人にも同じようなオーダーをするよう自然に促してみるのがいいかもしれない。

私たちは社会的な生き物だ。家族や大切な友人と一緒に食卓を囲むことは、社会的なつながりを強化するのにとても効果的だ。人々はどこかに「居場所」を求めているし、その一歩目は「誰かと食事をする」ことで踏み出せる。

私たちは、食べ物で体を、つながりで心を健康にするのだ。

本章で紹介した、アサーティブなコミュニケーションを選択していた「妻」も、じつはレストランを活用していた。夫は自宅にいることで人の目を気にせずに怒鳴り散らすことが多く、まともな話し合いができなかったからだ。

もしもパートナーと家で喧嘩ばかりしているようなら、レストランに連れ出してみよう。自宅よりはるかに冷静に話をできるし、お互いに素直な気持ちを伝えることができる。そのとき、同じメニューをオーダーすれば、2人が調和するかもしれない。

コミュニケーションは「場」の選択も大切なのだ。

章のまとめ

- 人はストレスがかかると「闘争」か「逃走」かを選択する
- 「Be friend」――友達になる、という選択もある
- 相手を尊重しながら自己主張もするアサーティブ・コミュニケーションが大切
- 人生には「勝つか、学ぶか」しかない
- 怒りのピークは6秒間続く
- レストランで最初に誰が何を注文するかで、同席者の注文も変わる
- 大切な人と食事を共にしよう

Part

8

4週間
ウェルネス・プログラム

「薬を10錠飲むよりも、
心から笑ったほうがずっと効果がある」

――アンネ・フランク（『アンネの日記』著者）

あなたの人生が動き出す

ウェルネスとは「より良く生きようとする生活態度」のことで、体も、心も元気にして、生き生きと輝く人生を送る様のこと。不調や悩みや悲しみを抱えていない人なんていない。それらを「良い方向」に改善しながら、「私」をずっと好きで、笑みのたえない人生を送ってほしい。そんな想いで本書をここまで書いてきた。

食事、運動、睡眠、休息、人とのつながりなど、本書の内容は多岐にわたっており、あなたが取り入れやすいものから始めて、「Wellness Way」（ウェルネスの道）を進んでくれたらうれしい。

そこでこの最終章では、ここまで紹介してきたウェルネスのためのアクションをまとめてみたい。まずは、4週間、できることから実践してみてほしい。

本書を発表するにあたって、すでに多くの人に実践してもらっているが、皆一様に、

「人生が変わった」

と報告してくれている。食について見直したことで「野菜のおいしさをはじめて知りました」と気づきを得た男性もいるし、大の運動嫌いだったのにスナック運動を日課にしたことで「ハーフマラソンに挑戦しようと思っています」と報告してくれた女性もいる（彼女は駅まで歩くのも億劫だったのに！）。自分のつながりを視覚化したことでストレスの原因がわかり、「人間関係をやり直します」と決意を固めた女性もいる。

皆、小さな一歩から始め、やがてウェルカム・ループ（「なりたい」「やりたい」から続く前向きなループ）になり、気づけば「楽しくて、つい続いちゃう」というウェルネス・ライフを送っている。

明日から4週間で、あなたの人生が動き始めるだろう。これまでにはなかった変化——野菜の甘み、体本来の調子の良さ、起きた瞬間の気持ち良さ、ストレスのない人間関係の心地良さなどが、あなたの体と心に訪れるだろう。

4週間実践すること

始める日にウェルネススコア（3項目それぞれ10点満点）をつけてみよう。
「からだ」は何点？
「こころ」は何点？
「つながり」は何点？
その合計点は？
すべて完全なる主観で構わない。
それが4週間後、どうなっているだろう。
期待を胸にスタートしよう。

まずは「食事」を変えてみよう。

味蕾の感覚を正常に戻し、食べ物本来の味を感じられるようになることが大切。
そのために、超加工食品をやめ、脂肪分の多い肉を減らそう。
そして、野菜中心の食生活にシフトしてみよう。
この機会に、スーパーの野菜売り場をじっくり眺めてみてほしい。
これまであまり目に入っていなかった種の野菜が見つかるはずだ。
皿の上に盛ったとき、レインボーカラーになるのが理想。
様々な種類の野菜を選んでサラダにしてみよう。
そのほか、豆類、フルーツを摂る習慣をつける。
水をよく飲み、ゆっくり噛もう。

次に「運動」。
取り入れるのは「スナック運動」。
自分の1日の生活パターン、生活動線を思い出してみて。
そして、どのタイミングになら体を動かしやすいかイメージし、実践してみよう。
よく歩くこと。ずっと座ったままでいないこと。

朝か夜にゼロトレをすること。
日中の活動量が増えれば、夜の睡眠の質も向上する。
週末にはジムに行ったり、プールで泳いだり、長く歩いたりしよう。
山登りや旅行もおすすめ。
平日にはできない活動を取り入れてみよう。
脳が休息し、スッキリするはずだ。

次に「睡眠」。
毎日7時間以上寝るように心がけよう。
カフェイン摂取は午前中だけにしよう。
寝る前には「悩まない」「考えない」と決めること。
もしもしばらく眠れなければ、一旦ベッドから出て、別の部屋に移ろう。

そして「つながり」。
まずは、自分とBeingでつながろう。

そのために「Being瞑想」を毎日3分行おう。
自分自身が掛け替えのない存在であることを知ろう。
大丈夫、大丈夫、大丈夫。
DoingとHavingを追うのは成長したい意欲の証。
それらはBeingの土台の上にのせよう。
セロトニン→オキシトシン→ドーパミンの順で大切にしよう。

誰かとの「つながり」。
「安心」「成長」「緊張」「邪悪」の4タイプに分けてみよう。
「安心」「成長」を強化しよう。
「緊張」を良い方向に変化させよう。
「邪悪」と距離を置こう。
人に、モノに、コトに親切にしよう。

家族との「つながり」。

「闘争」か「逃走」か「Be friend」か、どんな選択をするか整理しよう。
相手を尊重しながら自己主張もするアサーティブ・コミュニケーションをとろう。
怒りが湧いたら6秒待とう。
大切な人と食事を共にしよう。

ウェルネスで大切なことは、「事後の感情にフォーカスすること」。
肉を減らして野菜中心の食事をしたあと、どんな気持ちか。
いつもより歩いたあと、どんな気持ちか。
ゆっくり寝て起きた朝、どんな気持ちか。
人に親切にしたあと、どんな気持ちか。
その「事後の感情」が前向きだったり、ワクワクしたり、自己受容感が高まったり。
そんなときは、うまくいっている証拠。

さあ、始めてから4週間が経った日。
もう一度、ウェルネススコアをつけてみよう。

「からだ」は何点？
「こころ」は何点？
「つながり」は何点？
その合計点は？
あなたに、前向きな変化が起き、心の鐘が鳴ることを願っている。

Epilogue

孤独と幸せ

いよいよ、本書の最後を迎えた。

ウェルネスは、単に体の健康を指すのではなく、体も心も元気になって、生き生きとした「自分が望む人生」を歩むことに重きを置く前向きな言葉だ。

体、心、つながり。この本を閉じた瞬間から、あなたが自分自身を「ずっと好きでいられる」ためのウェルネスの旅が始まる。

その旅の途中で、ふと考えてほしいことを最後に綴っておきたい。

あなたの大切な人のウェルネススコアはどんな数値かということだ。

大切な人

私の友人に、ウェルネススコアが「からだ7、こころ8、つながり10」の女性がいる。

彼女は40代前半で、大学時代の同級生の夫と、6歳の息子がいる。人間関係の中に「邪悪な人」はおらず、仕事も楽しく、時折体調を崩すことを除いて、彼女はとても満たされたライフを送っていた。周囲からも幸せに見えていた。

あるとき彼女は、夫のウェルネススコアが知りたくなり、彼に「からだ、こころ、つながり」と書いたメモを渡して「それぞれ何点か教えて」と気軽に聞いてみた。夫は腰痛を抱えていたので「体は5点くらいかな。でも、その他は満たされているだろうな」というのが彼女の予想だった。

夫はメモをじっと見て、机の上にあった赤のボールペンを手に取り、それぞれの点数を書き、彼女に渡した。それを見た彼女は、思わず「えっ」と声が漏れた。

からだ4、こころ2、つながり2

「つながり……2⁉」

まったく予想していない答えだった。夫には友人は少ないが、私と息子がいる。家族で過ごすほとんどの時間は穏やかで、自分は幸せを感じていた。にもかかわらず、彼は「つながり」も「こころ」も満たされていない。

どうして⁉

私に言えないことが何かあるの⁉

彼女を苛立ちと不安が襲った。そんな妻の反応に気づいた夫は、視線を床に落とし、小さな声で、ようやく話し始めた。

「特に不満があるわけじゃないよ。ただ、僕はきみのように、仕事に意欲的ではないし、友達もいない……。なんだか、世間においていかれているような気がしてね」

妻は、夫の「世間」という言葉が、彼女のことを指しているのだとすぐにわかった。そう言えば、自分はその日あった仕事の話を夫にするけれど、夫は仕事の話をまったくしない。このところ、2人で話したり、出かけたりする機会もほとんどない。夫は会社員だが、社交的ではないため友人関係もほとんどない。そうか、彼は本当は孤独だったんだ——。

それ以来、彼女は夫と2人で話す機会を増やすようにし、自分の話をするのではなく、できるだけ夫の話を聞くように心がけているそうだ。

男性の多くは、悩みを誰にも相談せず心の中にじっとためる傾向がある。周囲はそれに気づきにくい。そしてあるとき、静かに限界を迎えてしまう。おそらく夫は、それに近い状態までできていたのだろう。この先、彼のウェルネススコアがどのように変化していくかはわからないが、妻が気づいたことはとても良かった。

本当の孤独はわからない

親、パートナー、子供、友人、恩師、上司、部下――。あなたの大切な人は、今、どんな状態だろう。すごく明るく見える人も、すごく自信がありそうに見える人も、すごく穏やかに見える人も、本当は悩んだり、怯えたりしているかもしれない。

私が以前、ハーバード大学医学部の「Health and Wellness」講義を受けている間、講師のベス・フレイツ博士は私たち受講生に向かって、繰り返しこう言っていた。

「その人に聞かなければ、本当の孤独はわからない」

わざわざウェルネススコアを聞かなくても、「気にかける」だけでもいい。自分の大切にしている人はどんな状態か、その心の奥底を見にいったり、迎えにいったりすることで、相手の孤独は安らぐ。誰かが「わかってくれている」という思いは、安心や活力につながる。

あなたが大切な人を気にかけること。

そして、その人がまた他の誰かを気にかけること。

その輪が広がっていけば、幸せな社会になるかもしれない。

私自身は、そんな輪が少しでも広がるような活動をしていきたいと思っている。

本書を刊行するにあたって、須藤憲司さんと工藤拓真さんにウェルネスについての多くの知見をいただいた。心から敬意を表したい。また、いつも私をサポートしてくれる江國冴香さん、船戸千登美さん、本書のデザインをしてくださった一番町クリエイティブの轡田昭彦さん、『ゼロトレ』以降ずっと本の編集を担当してくださっているサンマーク出版の代表取締役社長・黒川精一さんに感謝を申し上げたい。そして、いつも私を導いてくれる母・憲子と父・友彦。２人がいたから、この本を書き上げることができました。

本書が、あなたの心の鐘を鳴らす一助になることを願っている。

石村友見

staff

装丁・本文デザイン　轡田昭彦＋坪井朋子
写真　榊智朗（P134 ～ 141）
坂本安由美（P205）
Shutterstock（カバー）
校閲　鷗来堂
編集　黒川精一（サンマーク出版）

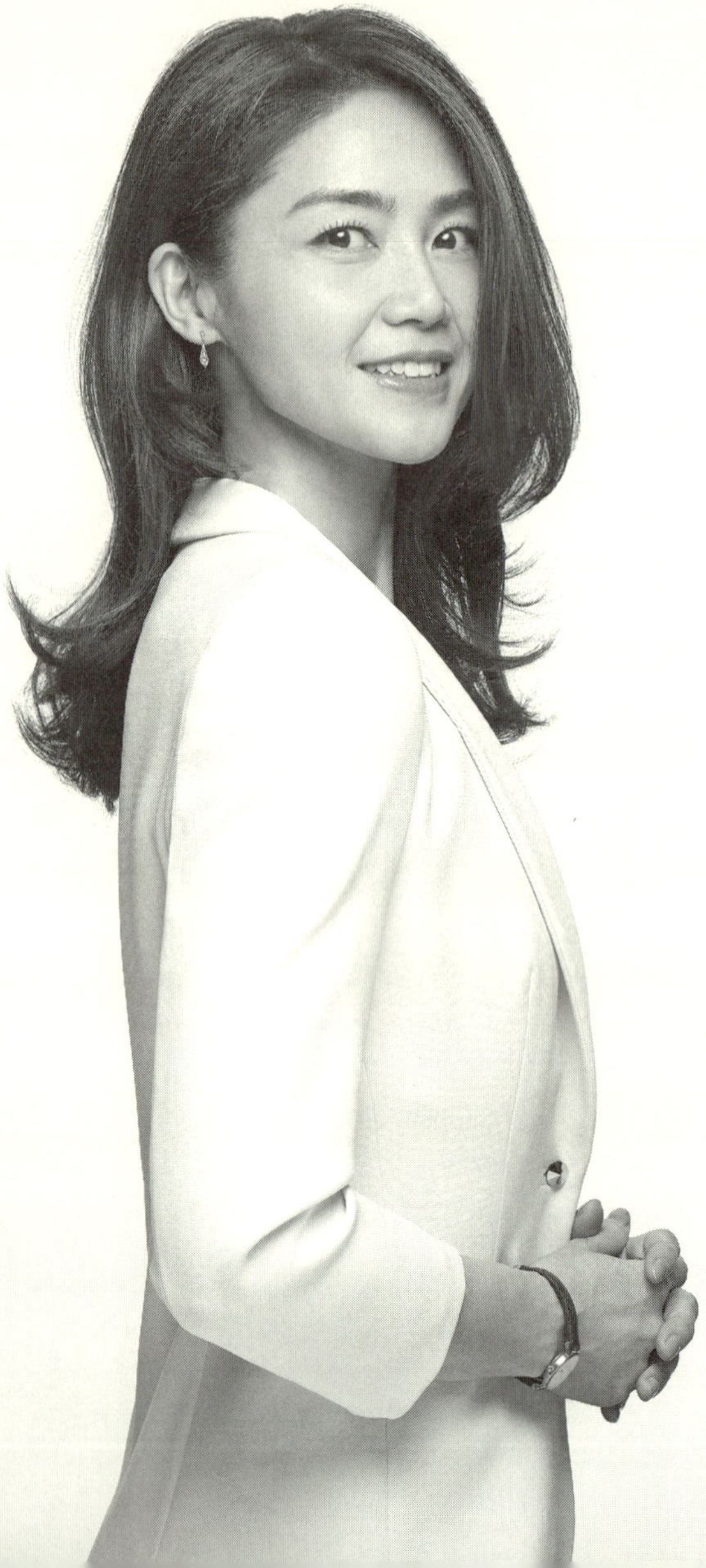

石村友見

TOMOMI ISHIMURA

株式会社Life is Wellness代表
シリーズ120万部『ゼロトレ』著者、ヨガ講師
ハーバード大学医学部「Health and Wellness」講義修了

Profile

劇団四季で『ライオンキング』に出演後、単身ニューヨークに渡り、ブロードウェイ・ミュージカル『ミス・サイゴン』に出演。その後ヨガスタジオを設立し、レッスンからヨガ講師の育成まで尽力。2018年に発表した著書『ゼロトレ』はシリーズ120万部の記録的ヒットとなり、『金スマ』『世界一受けたい授業』など多くのテレビ番組に出演。

その後、ハーバード大学医学部「Health and Wellness」講義にて、ウェルネスの観点から世界最先端の栄養学をはじめ運動、コミュニケーションについて学ぶ。人々が「いきいきとした人生」をおくれるように、体と心の両面からサポートすることをミッションとし、レッスン、書籍、講演、インスタグラム、Voicyなどでウェルネスの普及を行っている。また、自身が運営する女性専用オンラインジム「チームゼロ」では、体と心を変えたい女性たちに向けて個人レッスンや勉強会を開催している。そのほか、企業研修や企業とのコラボ、商品開発プロデュースなど多数。

現在は、ニューヨークと東京を行き来する生活。11歳男児の母。

石村友見の公式ライン

＊イベントやレッスン予約、オンラインジム
などの情報をお届け